BEI GRIN MACHT SICH IHR WISSEN BEZAHLT

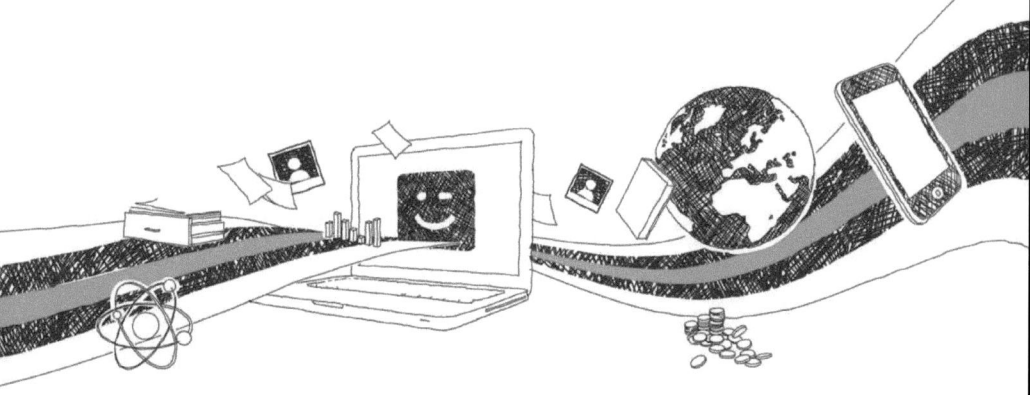

- Wir veröffentlichen Ihre Hausarbeit, Bachelor- und Masterarbeit

- Ihr eigenes eBook und Buch - weltweit in allen wichtigen Shops

- Verdienen Sie an jedem Verkauf

Jetzt bei www.GRIN.com hochladen und kostenlos publizieren

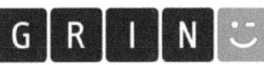

Tobias Rethage

Die interne ärztliche Kommunikation im Belegarztsystem am Beispiel einer kardiologischen Gemeinschaftspraxis

GRIN Verlag

Bibliografische Information der Deutschen Nationalbibliothek:

Die Deutsche Bibliothek verzeichnet diese Publikation in der Deutschen National-
bibliografie; detaillierte bibliografische Daten sind im Internet über http://dnb.d-
nb.de/ abrufbar.

Impressum:

Copyright © 2008 GRIN Verlag GmbH
Druck und Bindung: Books on Demand GmbH, Norderstedt Germany
ISBN: 978-3-638-94365-9

Dieses Buch bei GRIN:

http://www.grin.com/de/e-book/91212/die-interne-aerztliche-kommunikation-im-
belegarztsystem-am-beispiel-einer

GRIN - Your knowledge has value

Der GRIN Verlag publiziert seit 1998 wissenschaftliche Arbeiten von Studenten, Hochschullehrern und anderen Akademikern als eBook und gedrucktes Buch. Die Verlagswebsite www.grin.com ist die ideale Plattform zur Veröffentlichung von Hausarbeiten, Abschlussarbeiten, wissenschaftlichen Aufsätzen, Dissertationen und Fachbüchern.

Besuchen Sie uns im Internet:

http://www.grin.com/

http://www.facebook.com/grincom

http://www.twitter.com/grin_com

Projektarbeit

zur Erlangung des Grades

Gesundheitsökonom VWA

an der

Verwaltungs- und Wirtschaftsakademie Wiesbaden e.V.

über das Thema

**Die interne ärztliche Kommunikation im Belegarztsystem am
Beispiel einer kardiologischen Gemeinschaftspraxis**

Vorgelegt am: 28.01.2008

von: Rethage, Tobias

Inhaltsverzeichnis

Abbildungsverzeichnis

1 Einleitung

1.1 Einführung in das Thema

Die Veränderungen der letzten Jahre im Gesundheitssystem haben dazu geführt, dass eine Arztpraxis heutzutage nicht mehr nur über medizinisches Know-how zum Erfolg kommen wird. In der heutigen Zeit wird die Arztpraxis als ein Wirtschaftsbetrieb angesehen, der nach betriebswirtschaftlichen Regeln geführt werden sollte, um sich am umkämpften Markt medizinischer Dienstleistungen behaupten zu können. Die Betriebswirtschaft bietet die Möglichkeit Unternehmensprozesse zu beschreiben, zu erklären und Lösungsansätze abzuleiten mit dem Ziel auf Grundlage des Wirtschaftlichkeitsprinzip[1] den Gewinn zu maximieren. Einen Aspekt betriebswirtschaftlicher Überlegungen stellt die Unternehmenskommunikation dar. Die Unternehmenskommunikation umfasst das Management von Kommunikationsprozessen, die zwischen dem Unternehmen und seinen internen bzw. externen Umwelten ablaufen. Diese Arbeit überträgt betriebswirtschaftliche Erkenntnisse der Unternehmenskommunikation auf eine Arztpraxis mit dem Ziel die interne ärztliche Kommunikation zu optimieren, um dadurch die Patientenversorgung positiv zu beeinflussen.

1.2 Begriffserklärungen

Im Folgenden werden für das Verständnis dieser Arbeit wichtige Begriffe erläutert und voneinander abgegrenzt. Es wird insbesondere auf Aspekte eingegangen, die im Rahmen der Unternehmenskommunikation im Belegarztsystem eine Rolle spielen. Dabei scheint es zunächst wichtig, die ambulante von der stationären Versorgung abzugrenzen und dann auf das Belegarztsystem einzugehen. Das Belegarztsystem nimmt eine Mittelstellung zwischen ambulantem und stationärem System ein und trägt zur gegenseitigen Integration dieser beiden Versorgungsstrukturen bei.

1.2.1 Ambulante vs. stationäre Versorgung

Die ambulante ärztliche Versorgung wird von niedergelassenen Ärzten in freiberuflicher, eigener Praxis durchgeführt bzw. von Ärzten, die sich in Gemeinschaftspraxen, Praxisgemeinschaften oder medizinischen Versorgungszentren (MVZ) organisiert haben. Nahezu sämtliche niedergelassene Ärzte (88%[2]) nehmen als Vertragsärzte an der Versorgung von Patienten der gesetzlichen Krankenversicherung teil. Für Vertragsärzte gelten für die

---

1   Vgl. Wöhe, G.: Einführung in die Allgemeine Betriebswirtschaftslehre, 19. Aufl.,. München: Verlag Franz Vahlen, 1996, S. 2.

2   Vgl. Statistisches Bundesamt. Gesundheitsbericht für Deutschland: Gesundheitsberichterstattung des Bundes, Berlin, 2006, S. 147.

Leistungserstellung und Finanzierung die rechtlichen Grundlagen der Sozialgesetzgebung im SGB (Sozialgesetzbuch) V §§ 72 ff.

Die stationäre Versorgung wird in Krankenhäusern sichergestellt. Die rechtlichen Grundlagen der Krankenhausversorgung sind im SGB V §§ 107 ff. geregelt. Die zu erbringende Gesundheitsleistung im Krankenhaus setzt sich zusammen aus den Hotelleistungen (Zimmer, Bett, Fernseher, Dusche), der Pflege (durch das Pflegepersonal) und dem ärztlichen Dienst.

1.2.2   Anstaltskrankenhaus vs. Belegkrankenhaus bzw. Belegabteilung

Krankenhäuser werden hinsichtlich ihrer Betriebsstruktur charakterisiert. Neben der Trägerschaft (bspw. öffentlich-rechtlich, freigemeinnützig, etc.), der Versorgungsstufe (bspw. Grund-, Regel- oder Maximalversorgung) und der Regulierung (bspw. Plan-, Vertrags- oder freies Krankenhaus) kann hinsichtlich der Stellung des ärztlichen Personals unterschieden werden. Es werden Anstaltsärzte von Belegärzten unterschieden. Anstaltsärzte (in Anstaltskrankenhäusern) sind angestellte Ärzte des Krankenhausträgers. Anstaltsärzte arbeiten in hierarchischen Strukturen, wobei Assistenzärzte, Oberärzte und Chefärzte unterschieden werden. Belegärzte sind ambulant tätige Ärzte, die neben der Tätigkeit in der Arztpraxis die stationäre Versorgung im (Beleg-)Krankenhaus übernehmen. Dabei sind reine Belegkrankenhäuser diejenigen Krankenhäuser, in denen der ärztliche Dienst ausschließlich von Belegärzten ausgeübt wird und das Krankenhaus keine eigenen angestellten Ärzte beschäftigt. Oftmals existieren Mischformen, d.h. in einem Anstaltskrankenhaus ist eine Belegabteilung untergebracht. Die Belegabteilung wird dann von den Belegärzten betreut; die übrigen Abteilungen des Krankenhauses werden von Anstaltsärzten versorgt.

1.2.3   Das Belegarztsystem

In Deutschland liegt eine strikte Trennung zwischen ambulanter und stationärer Versorgung vor. Dadurch ergeben sich Nachteile für Patienten, Ärzte, Kliniken und Krankenkassen. Der Patient wird durch Doppeluntersuchungen unnötig belastet, eine freie Arztwahl ist im Krankenhaus nicht möglich und die Behandlung wird an einen anderen, mit der Krankengeschichte nicht vertrauten Arzt übergeben.[3] Das Belegarztsystem soll diesbezüglich zu einer besseren Verzahnung von ambulanter und stationärer Versorgung führen, da der ambulant tätige Arzt auch die stationäre Versorgung übernimmt. Dadurch ergeben sich mehrere Vorteile:[4]

- Freie Arztwahl bei stationärer Behandlung
- Kontinuität der Behandlung

---

3   Vgl. Volz, J.: Verzahnung ambulant/stationär: Konsiliararztmodell bietet Vorteile, Deutsches Ärzteblatt 98(23), 2001.

4   Vgl. Bundesärztekammer: Kooperatives Belegarztsystem, Beschlussprotokoll 101. Ärztetag, Drucksache IV-4, 1998.

- Vermeidung von Informations- und Zeitverlusten
- Wirtschaftlichkeit der Behandlung
- Verstärkte Rationalisierung
- Transparenz der Kosten

1.3 Problembeschreibung

Ambulant tätige Ärzte (niedergelassene Ärzte) erbringen ambulante Gesundheitsleistungen, d.h. der Patient kommt als Kunde in eine Arztpraxis und erhält eine ärztliche Leistung. Nach Erbringung der Leistung durch den Arzt verlässt der Patient die Arztpraxis und versorgt sich eigenständig ohne ärztliche Hilfe weiter. Ist der Gesundheitszustand des Patienten insoweit reduziert, dass eine ambulante Behandlung nicht ausreichend ist und eine stationäre Versorgung notwendig wird, erfolgt die Einweisung in ein Krankenhaus. Im Krankenhaus erfolgt dann die Weiterbehandlung durch die im Krankenhaus angestellten Anstaltsärzte. Der ambulant tätige Arzt hat nur dann die Möglichkeit seinen Patienten im Krankenhaus stationär weiterzubehandeln, wenn er Betreiber einer belegärztlichen Abteilung ist. Eine belegärztliche Abteilung ist eine Bettenstation in einem Krankenhaus, die vom niedergelassenen Arzt als Chefarzt geführt wird. Da der niedergelassene Arzt die stationäre Versorgung nicht alleine leisten kann, werden Anstaltsärzte einen Teil der ärztlichen Leistung übernehmen. Dazu gehören Routinearbeiten wie beispielsweise Blutabnahmen, die Abdeckung der nächtlichen Dienstbereitschaft sowie Verwaltungsaufgaben. Die Gruppe der Anstaltsärzte setzt sich in der Regel zusammen aus einem Chefarzt, eine geringe Anzahl von Oberärzten und mehreren Assistenzärzten. Anstaltsärzte sind im Krankenhaus angestellt und unterstehen dem Krankenhausträger.

Ein Patient in einer Belegabteilung ist in der besonderen Situation, dass eine Behandlung sowohl durch den Belegarzt, als auch durch die Anstaltsärzte erfolgt. Der Fokus dieser Arbeit liegt auf der Betrachtung der Kommunikation zwischen den beteiligten Ärzten und mögliche (negative) Auswirkungen auf die Behandlung und Zufriedenheit der Patienten. Dabei wird ein Beispiel angeführt, in dem eine kardiologische Gemeinschaftspraxis eine zehn Betten umfassende Belegabteilung betreibt, die in Zusammenarbeit mit den Oberärzten und Assistenzärzten der in unmittelbarer Nachbarschaft befindlichen Intensivstation geführt wird. Die Gemeinschaftspraxis wird von acht Ärzten geführt. Im Krankenhaus sind drei Oberärzte und fünf Assistenzärzte angestellt. Somit erfolgt die medizinische Versorgung eines Patienten in der Belegabteilung gemeinsam durch die insgesamt 16 Ärzte, die unabhängig vom Patienten zu unterschiedlichen Zeiten tätig werden und den gesamten stationären Aufenthalt bis zur Entlassung abdecken. Um eine kontinuierliche und konsistente Versorgung zu gewährleisten, ist eine funktionierende interne Kommunikation unter dem ärztlichen Personal notwendig.

1.4 Zielsetzung

Ziel dieser Arbeit ist es, die ärztliche Kommunikation im Belegarztsystem darzustellen und potentielle Probleme aufzudecken. Zudem wird aufgezeigt, inwieweit Ärzte und Patienten von einer unzureichenden Kommunikation in negativer Weise beeinflusst sein können. Die Lösungsansätze zeigen Perspektiven auf, um die Kommunikation effizienter zu gestalten, wovon letztendlich der Patient als Endkunde im Gesundheitssystem profitieren wird.

1.5 Vorgehensweise

Zur Erreichung der o.g. Ziele werden zunächst in Kapitel 2 die Grundprinzipien der Kommunikationspolitik anhand aktueller Literatur dargestellt. Dabei liegt der Fokus der Betrachtung auf der internen Kommunikation in einem Unternehmen. In Kapitel 3 wird das in Kapitel 1 dargestellte Problem anhand eines Beispiels aus dem Belegarztsystem erläutert. Der Autor ist als Arzt tätig und in ein Belegarztsystem involviert. Den Daten zur Kommunikation in Kapitel 3 liegen daher die eigenen Erfahrungen des Autors zu Grunde. Zusätzlich wurden vom Autor informelle Gespräche mit ärztlichen Kollegen zur Fragestellung aus Kapitel 1 geführt, um somit ein wirklichkeitsgetreues Bild der aktuellen Kommunikationswege und deren Probleme aufzeigen zu können. In Kapitel 4 werden schließlich konkrete Lösungsansätze zur Problemerstellung erarbeitet, die sich aus den theoretischen Grundlagen aus Kapitel 2 ableiten lassen. Kapitel 5 fasst die Ergebnisse dieser Projektarbeit zusammen.

2 Theorie: Die interne Unternehmenskommunikation

2.1 Übersicht

Die interne Unternehmenskommunikation ist ein Teilbereich des Marketing-Managements. Marketing bedeutet, „die richtigen Dienstleistungen zur richtigen Zeit an die richtigen Leute am richtigen Ort zum richtigen Preis mit Hilfe der richtigen Kommunikationsaktivitäten zu bringen". Wie aus dieser Definition ersichtlich umfasst das Marketing vier wesentliche Bereiche, die zusammen den Marketing-Mix bilden: Produktpolitik („richtige Dienstleistung"), Preispolitik („zum richtigen Preis"), Distributionspolitik („zur richtigen Zeit an die richtigen Leute am richtigen Ort") und Kommunikationspolitik („mit Hilfe der richtigen Kommunikationsaktivitäten"). Der Fokus dieser Arbeit liegt auf der Kommunikationspolitik, wobei insbesondere die Kommunikationspolitik im Gesundheitswesen betrachtet wird. Dennoch sollen an dieser Stelle zum besseren Verständnis alle vier Bereiche des Marketing-Mix kurz erläutert und dabei der Bezug zum Gesundheitssystem dargestellt werden.

- Die *Produktpolitik* befasst sich mit Entscheidungen, die das Produkt betreffen.[5] Im Gesundheitssystem werden hauptsächlich Dienstleistungen erbracht, wenn Patienten bspw. von Ärzten behandelt werden. Bei Dienstleistungen erfolgen im Allgemeinen die Leistungserstellung und die Leistungsinanspruchnahme zeitgleich nach dem uno-actu-Prinzip. Der Patient ist dabei nicht nur Dienstleistungsobjekt, sondern auch aktives Element im Leistungserstellungsprozess. Eine weitere Besonderheit in der Produktpolitik im Gesundheitswesen ist, dass die Nachfrage, der Konsum und die Finanzierung nicht durch eine Person abgedeckt wird, sondern diese Bereiche auseinander fallen (bspw. ist der Nachfrager der Hausarzt, der Konsument ist der Patient, die Finanzierung erfolgt durch die Krankenkasse).

- Die *Preispolitik* befasst sich mit der Festlegung der für eine Dienstleistung zu erbringenden Gegenleistung.[6] Im Gesundheitssystem werden die Preise für gesundheitliche Leistungen für ambulante Leistungen in den EBM (Einheitlicher Bewertungsmaßstab für kassenärztliche Leistungen) abgebildet und entsprechend vergütet. Der EBM wird von Vertretern der Krankenkassen und Vertretern der ambulant tätigen Ärzte (Kassenärztliche Vereinigungen) verhandelt. Für jede ambulante Leistung wird im EBM ein Punktwert festgelegt. Der Wert eines Punktwertes ergibt sich dann aus dem Quotient aus der vereinbarten Gesamtvergütung und der Summe aller angefallenen Punktwerte jeweils für den Berechnungszeitraum[7]. Die Auszahlung erfolgt dann am Ende des Berechnungszeitraums. Die geschilderte Vergütung im ambulanten Bereich unterscheidet sich ganz wesentlich vom Vergütungssystem im stationären Bereich. Die Vergütung im stationären Bereich erfolgte bisher nach Pflegesätzen, Fallpauschalen und Sonderentgelten. Seit Einführung des Fallpauschalengesetzes 2004[8] erfolgt die Abrechnung nach Diagnose-orientierten Fallpauschalen, den sog. DRGs (Diagnosis Related Groups). Je nach Diagnosen des Patienten erfolgt eine Eingruppierung in eine DRG. Das Entgelt ergibt sich dann aus dem kalkulierten Relativgewicht dieser DRG multipliziert mit dem festgelegten Basisfallwert. Die soeben geschilderten Vergütungsformen gelten für kassenärztlich vergütete ambulante und stationäre Leistungen. Privatärztliche Leistungen werden gesondert nach der GOÄ (Gebührenordnung für Ärzte) abgerechnet. Die GOÄ wird vom Bundesministerium für Gesundheit herausgegeben.[9] Die Ausführungen über die verschiedenen Vergütungsformen machen deutlich, dass

---

5 Vgl. Ramme, I.: Marketing - Einführung mit Fallbeispielen, Aufgaben und Lösungen, Stuttgart, 2. Auflage, Schäffer-Poeschel, 2004. S. 131.

6 Vgl. Ramme, I.: Marketing - Einführung mit Fallbeispielen, Aufgaben und Lösungen. a. a. O., S. 152.

7 Vgl. Hajen, L., Paetow H., Schumacher, H.: Gesundheitsökonomie, Stuttgart, W. Kohlhammer, 2006, S. 143.

8 Vgl. Bundesministerium der Justiz: Gesetz über die Entgelte für voll- und teilstationäre Krankenhausleistungen (Krankenhausentgeltgesetz - KHEntgG), 2002, Online im Internet: http://www.juris.de, 06.01.2008.

9 Vgl. Bundesministerium der Gesundheit: Gebührenordnung für Ärzte (GOÄ), 2002, Online im Internet: http://www.bmg.bund.de, 06.01.2008.

Preispolitik nicht von ambulant tätigen Ärzten oder Krankenhäuser betrieben werden kann, da die Preise rechtlich-politischen Vorgaben unterliegen.

- Die *Distributionspolitik* befasst sich mit der Herantragung der Leistung an den Konsumenten.[10] Im Gesundheitssystem regeln die länderspezifischen Krankenhauspläne an welchen Orten bestimmte Leistungen von den Krankenhäusern (wahrscheinlich) zu erbringen sind. Der Ort der Leistung wird durch den Standort der Krankenhäuser festgelegt, die zu erbringen Leistungen werden auf die Nachfrage in der Bevölkerung abgestimmt.

- Die *Kommunikationspolitik* hat im Allgemeinen die Aufgabe über die Existenz und die Vorteile einer Dienstleistung oder eines Produktes zu informieren und/oder zum Kauf zu anzuregen.[11] Dabei wird die persönliche Kommunikation, z.b. in einem direkten Gespräch von Person zu Person, von der Massenkommunikation, z.b: Werbung im TV, unterschieden. In der Kommunikationspolitik werden unterschiedliche Kommunikationsinstrumente eingesetzt, die in Kapitel 2.3 näher beschrieben werden. Kommunikationspolitik im Gesundheitswesen wird jedoch durch das Heilmittelwerbegesetz[12] eingeschränkt. Hinter dem Heilmittelwerbegesetz steht der Gedanke, dass Patienteninteressen und Patientenschutz Vorrang vor marktorientiertem Denken haben sollen[13]. Das Gesetz regelt die Werbung für Arzneimittel, Medizinprodukte und Behandlungsverfahren. Wesentlich ist, dass Werbung außerhalb von Fachkreisen untersagt ist. Zudem schränkt die „Berufsordnung für Ärzte und Ärztinnen" der Landesärztekammern[14] gemäß §27 und §28 die Werbung in eigener Sache ein. D.h., dass es dem Arzt lediglich gestattet ist, sachlich berufsbezogene Informationen öffentlich zu machen, nicht jedoch eine anpreisende, irreführende oder vergleichende Werbung. Die Berufsordnung verfolgt dabei das Ziel der Kommerzialisierung des Arztberufes entgegen zu wirken.

Diese Projektarbeit befasst sich nicht mit dem gesamten soeben geschilderten Marketing-Mix, sondern lediglich mit der „Internen Unternehmenskommunikation", die im Marketing-Mix der Kommunikationspolitik zugeordnet werden kann. Der Theorie hinter dem Begriff der „Internen Unternehmenskommunikation" wird sich schrittweise genähert. Dazu soll in diesem Kapitel zunächst der theoretische Hintergrund zur Kommunikation dargestellt werden (Absatz 2.1). Dabei wird sich auf die Lasswell-Formel als theoretisches Modell beschränkt. Da anhand dieses Modells die relevanten Aspekte der internen ärztlichen Kommunikation

---

10 Vgl. Ramme, I.: Marketing - Einführung mit Fallbeispielen, Aufgaben und Lösungen, a. a. O., S. 177.

11 Vgl. Ramme, I.: Marketing - Einführung mit Fallbeispielen, Aufgaben und Lösungen, a. a. O., S. 197.

12 Vgl. Bundesministerium der Justiz: Gesetz über die Werbung auf dem Gebiete des Heilwesens (HWG), 2006, Online im Internet: http://www.bmj.bund.de, 06.01.2008.

13 Vgl. Elste, F., Diepgen, T.: Die Arztpraxis im Internet: Werbung und Marketing in den neuen Medien, Deutsches Ärzteblatt 8(99): S. 488-490, 2002.

14 Vgl. Landesärztekammer Hessen: Berufsordnung für die Ärztinnen und Ärzte in Hessen, 2007, Online im Internet: http://www.laekh.de, 06.01.2008

ausreichend im Sinne der Zielvorstellung dieser Arbeit aus Kapitel 1 beschrieben werden können, wird bewusst auf die Erläuterung weiterer Kommunikationsmodelle verzichtet (bspw. die Systemtheorie von Luhmann[15] oder das Organon-Modell von Bühler[16]). Im nächsten Schritt wird dann die Unternehmenskommunikation im Allgemeinen darstellt (Abschnitt 2.2.), bevor im letzten Schritt der Schwerpunkt dieser Arbeit dargestellt wird: Die Interne Unternehmenskommunikation (Abschnitt 2.3.).

2.2   Kommunikation

Das Kommunikationsmodell nach Lasswell[17] besteht aus fünf Elementen, die im Wesentlichen den Kommunikationsprozess charakterisieren. Das erste Element im Kommunikationsprozess ist der Sender bzw. Kommunikator (siehe Abb. 1). Das Gedankengut, welches der Kommunikator übermitteln möchte, wird zunächst in einem Codierungsprozess entweder in Sprache oder in durch Medien übertragbare Symbole verschlüsselt. Die Informationen werden dann über Kommunikationsmittel- oder wege ausgesandt. Ein Kommunikationsweg wäre bspw. das direkte Gespräch oder das Schreiben eines Briefes. Dann werden die Informationen vom Empfänger entgegen genommen und von diesem entschlüsselt (Decodierungsprozess). Die Informationen verursachen dann beim Empfänger einen Effekt, d.h. der Empfänger wird die Informationen entschlüsseln und ggf. entsprechend der Absichten des Kommunikators handeln. Das Modell von Lasswell wurde von Kotler und Bliemel[18] um das Element „Feedback" erweitert. Das Feedback ist ein Teil der Empfängerreaktion, der an den Kommunikator zurück übermittelt wird und so wiederum den Kommunikator beeinflussen kann. Vorraussetzung dafür ist, dass der Kommunikator Feedbackkanäle zur Verfügung stellt.

Bei einer erfolgreichen Kommunikation werden letztendlich alle Stufen des genannten Kommunikationsmodells durchlaufen. Der Kommunikationsprozess kann jedoch gestört sein und dadurch die Kommunikation beeinträchtigt werden. Zum einen spielt die Kompatibilität eine große Rolle. D.h., die Codierung des Kommunikators und die Decodierung des Empfängers müssen kompatibel sein, damit die Botschaft vollständig verstanden wird. Zum anderen können Störquellen verhindern, dass die Botschaft bis zum Empfänger durchdringt. Denn häufig erhält der Empfänger eine Vielzahl von Botschaften, so dass er eine Auswahl treffen muss (Selektion). Dieses kann zu einer selektiven Wahrnehmung führen, d.h., dass nicht alle Botschaften aufgrund einer Reizüberflutung wahrgenommen werden können. Des Weiteren ist eine selektive Verzerrung möglich, d.h., dass nur Botschaften wahrgenommen werden, die vom Empfänger gewünscht werden. Die selektive Erinnerung beschreibt

15   Vgl. Luhmann, N.: Einführung in die Systemtheorie, Carl-Auer-Systeme, Auflage 3, 2006, S. 288ff.

16   Vgl. Bühler, K.: Sprachtheorie: Die Darstellungsform der Sprache, Stuttgart: G. Fischer, 1992

17   Vgl. Lasswell, H. D.: Power and Personality, New York, 1948, S. 37-51. Zitiert nach Kotler, P. und Bliemel, F.: Marketing Management, Stuttgart, 10. Auflage, 2001, S. 884.

18   Vgl. Kotler, P. und Bliemel, F.: Marketing Management, Stuttgart, 10. Auflage, 2001, S. 884.

schließlich das Phänomen, dass der Empfänger die Botschaft zwar wahrnimmt, sie aber nicht speichert und somit kein Effekt ausgelöst wird. Die Kommunikation wird letztendlich auch durch den Grad der gegenseitigen Abhängigkeit des Kommunikators und des Empfängers gestört bzw. beeinflusst.[19]

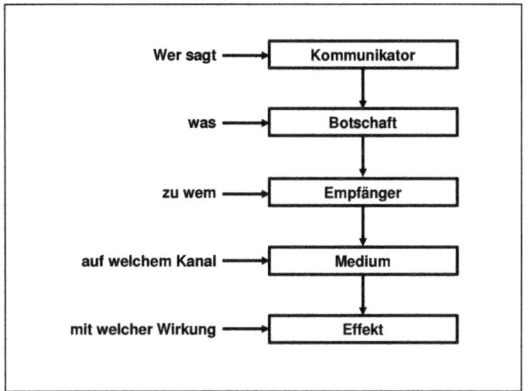

Abb. 1: Kommunikationsmodell von Lasswell[20], nach Ramme[21].

2.3   Unternehmenskommunikation

In einem Unternehmen findet Kommunikation zwischen verschiedenen Personen in vielfältigen Formen auf verschiedenen Kommunikationswegen statt. Für das Management dieser Kommunikationsprozesse wurde der Begriff „Unternehmenskommunikation" geprägt. Dieser Begriff beschreibt die nachhaltige und umfangreiche Erfassung und Beschreibung aller Kommunikationsprozesse in einem Unternehmen. Da die Definition und die Verortung der Unternehmenskommunikation in der Literatur nicht eindeutig erscheinen, werden im Folgenden die Definitionen verschiedener Literaturquellen dargestellt, um daraus schließlich eine für diese Arbeit gültige Definition abzuleiten.

Der Kotler/Bliemel[22] nennt den Begriff „Unternehmenskommunikation" im Kapitel zu Public Relations (Öffentlichkeitsarbeit). Public Relations ist ein Kommunikationswerkzeug zur Unterstützung des Marketings. Ziel ist es, dass Verhältnis zwischen dem Unternehmen und Gruppen der Öffentlichkeit konstruktiv und positiv zu beeinflussen. Neben Pressebeziehungen, Produkt-Publicity, Interessenvertretungen und Beratungen wird Unternehmenskommunikation als ein Aufgabenbereich der Öffentlichkeitsarbeit genannt. Zur

19 Vgl. Meffert, H.: Marketing - Grundlagen marktorientierter Unternehmensführung, Wiesbaden, Verlag Gabler, 9. Auflage, 2000, S. 683.

20 Vgl. Meffert, H.: Marketing - Grundlagen marktorientierter Unternehmensführung, a. a. O., S. 682

21 Vgl. Ramme, I.: Marketing - Einführung mit Fallbeispielen, Aufgaben und Lösungen, a. a. O., S. 198.

22 Vgl. Kotler, P. und Bliemel, F. Marketing Management, a. a. O., S. 1002ff.

Unternehmenskommunikation zählen die internen und externen Kommunikationsprozesse, die das Verständnis für das Unternehmen verbessern sollen.

Im Meffert[23] ist Unternehmenskommunikation wie folgt definiert: „Unternehmenskommunikation beschäftigt sich mit der bewussten und abgestimmten Gestaltung der auf die Unternehmensumwelt gerichteten Informationen [...] zum Zweck der Meinungs- und Verhaltenssteuerung."[24] Unternehmenskommunikation ist dabei als Managementprozess zu verstehen, der Kommunikationsprozesse plant, durchführt und kontrolliert. Unternehmenskommunikation informiert über marktrelevante Daten, beeinflusst im Sinne einer motivierenden Wirkung und bestätigt durch Abbau kognitiver Dissonanzen nach getroffenen Entscheidungen.[25]

Nach Meier[26] umfasst der Begriff „Unternehmenskommunikation" die „Gesamtheit aller Kommunikationsprozesse, -instrumente und -maßnahmen eines Unternehmens, die eingesetzt werden, um das Unternehmen und seine Leistungen bei den relevanten Zielgruppen darzustellen".

Unternehmenskommunikation versucht also, gemäß den o.g. Definitionen, unter Berücksichtigung betriebswirtschaftlicher Aspekte aktuelle und mögliche Kommunikationsprozesse zu beschreiben und hat zum Ziel die Informationsverbreitung in einem Unternehmen zu optimieren. Um Unternehmenskommunikation zu gestalten, ist es zunächst erforderlich Ziele zu konkretisieren und zu definieren, so dass an ihnen der Einsatz der Kommunikationsinstrumente ausgerichtet werden kann. Es werden quantitative von qualitativen Zielen unterschieden. Ein quantitatives Ziel wäre es, wenn bspw. eine zehnprozentige Umsatzsteigerung angestrebt wird. Quantitative Ziele lassen sich in Zahlen ausdrücken, so dass dadurch auf einfache Weise der Zielerreichungsgrad abgeleitet werden kann. Ein qualitatives Ziel wäre es, wenn bspw. ein positives Image eines Unternehmens gefördert werden soll. Dabei können kognitive (bezüglich Wissen und Wahrnehmung), affektive (bezüglich Emotionen und Gefühle) bzw. konative (bezüglich des Verhaltens) Ansätze unterschieden werden. Qualitative Ziele erfordern eine Operationalisierung, um fassbar und erreichbar werden zu können.[27]

Nach Festlegung der Ziele werden Strategien festgelegt, die beschreiben auf welchem Weg die Ziele erreicht werden können. Erster Schritt in der Strategieplanung ist die Ist-Analyse zur Generierung von Ausgangsdaten und zur Ermittlung von Schwachstellen. Analyseinstrumente sind bspw. die SWOT-Analyse[28] (Stärken, Schwächen, Chancen, Risiken) oder Portfolio-

---

23   Vgl. Meffert, H.: Marketing - Grundlagen marktorientierter Unternehmensführung, a. a. O., S. 683.
24   Vgl. Meffert, H.: Marketing - Grundlagen marktorientierter Unternehmensführung, a. a. O., S. 684.
25   Vgl. Meffert, H.: Marketing - Grundlagen marktorientierter Unternehmensführung, a. a. O., S. 686.
26   Vgl. Meier, P.: Interne Kommunikation von Unternehmen, Philosophische Fakultät: Zürich, Universität Zürich, Dissertation, 2000, S. 11.
27   Vgl. Meffert, H.: Marketing - Grundlagen marktorientierter Unternehmensführung, a. a. O., S. 680.
28   Vgl. Ramme, I.: Marketing - Einführung mit Fallbeispielen, Aufgaben und Lösungen, a. a. O., S. 257.

Analysen[29]. Auf Grundlage der genannten Analysen werden dann die Strategien ausgewählt. Die Strategie umfasst Entscheidungen bezüglich der Objekte (bspw. medizinische Dienstleistungen), der Zielgruppen (bspw. Ärzte, Patienten) und der einzusetzenden Kommunikationsinstrumente. Die Unternehmenskommunikation bedient sich dabei verschiedener Kommunikationsinstrumente, die dann in der Zusammenschau den Kommunikations-Mix darstellen. Nach Meffert[30] kann der Kommunikations-Mix folgende Instrumente umfassen:

- *Klassische Werbung.* Unter Einsatz von Massenkommunikationsmitteln wird absichtlich und zielgerichtet beim Adressaten eine Verhaltensänderung angestrebt.

- *Verkaufsförderung.* Durch kommunikative Maßnahmen werden eigene Absatzorgane unterstützt, z.b. durch Händlerschulungen oder Werbung am Verkaufsort.

- *Public Relations.* Die Öffentlichkeitsarbeit gestaltet und fördert die Beziehung zwischen dem Unternehmen und den Anspruchsgruppen der Öffentlichkeit.

- *Direkt-Kommunikation.* Unter Einsatz von interaktiven Kommunikationsmaßnahmen wird eine individuelle Ansprache der Kunden ermöglicht und ein direkter Kontakt mit Responsmöglichkeit für den Kunden hergestellt.

- *Sponsoring.* Durch Einsatz von Geld-, Sach- oder Dienstleistungen werden Personen, Organisationen oder Veranstaltungen systematisch gefördert.

- *Event-Marketing.* Darunter wird die Inszenierung unternehmens- oder produktbezogener Ereignisse verstanden.

- *Messen und Ausstellungen.* Regelmäßige Veranstaltungen mit Markcharakter bieten dem Unternehmen gute Präsentationsmöglichkeiten der eigenen Produkte und Dienstleistungen und dem Besucher ein umfassendes Angebot eines Wirtschaftszweiges.

- *Multimedia-Kommunikation.* Die Erreichung von Kommunikationszielen unter Einsatz von miteinander verknüpften elektronischen Medien, die dem Anwender auch eine interaktive Benutzung bieten können.

Für jedes eingesetzte Kommunikationsinstrument gelten die kommunikationstheoretischen Überlegungen aus dem vorherigen Unterkapitel (2.2). Demnach lassen sich ausgehend vom Kommunikator, der die Informationen aussendet, bis zum Empfänger, der die Informationen verarbeitet, für alle Stufen der Kommunikation Problemfelder beschreiben, die dann als Ansatzpunkt für Verbesserungsmaßnahmen dienen können. Für die Umsetzung der Verbesserungsmaßnahmen sollte ein zeitlicher Ablaufplan aufgestellt werden. Dabei wird nach der Auswahl der Kommunikationsinstrumente der genaue zeitliche Ablauf der

---

29 Vgl. Ramme, I.: Marketing - Einführung mit Fallbeispielen, Aufgaben und Lösungen, a. a. O., S. 262.

30 Vgl. Meffert, H.: Marketing - Grundlagen marktorientierter Unternehmensführung, a. a. O., S. 683-684.

Implementierung geplant. Abschließend erfolgt eine Erfolgskontrolle, die wieder einen Ausgangspunkt weiterer Verbesserungsmaßnahmen darstellt.

2.4   Interne Unternehmenskommunikation

Abb. 2 zeigt, dass die in Kapitel 2.3 beschriebene Unternehmenskommunikation in nach außen gerichteter (externer) Kommunikation (bspw. Werbung) und nach innen gerichteter (interner) Kommunikation (bspw. Mitarbeiterzeitschrift) aufgegliedert werden kann. Interne Unternehmenskommunikation beschreibt demnach das Management der Informationsübermittlung innerhalb eines Unternehmens. Dabei werden neben asymmetrischen Kommunikationsprozessen zwischen verschiedenen Hierarchieebenen (z.B. Chefarzt versus Assistenzarzt) auch Kommunikationsprozesse zwischen Mitarbeitern einer Hierarchieebene (Assistenzarzt versus Assistenzarzt) betrachtet. Instrumente der internen Unternehmenskommunikation sind die internen Medien, welche zur Sicherstellung der Informationsübermittlung beitragen. Dabei sind nicht nur Medien im engeren Sinne gemeint, bspw. eine Mitarbeiterzeitschrift oder ein Emailnewsletter, sondern auch der direkte Dialog zwischen den beteiligten Personen. Daher sind die Eigenheiten der Dialogführung im Unternehmen auch wesentlicher Bestandteil der internen Unternehmenskommunikation. Die interne Unternehmenskommunikation grenzt sich im Wesentlichen von der externen Unternehmenskommunikation insofern ab, dass die Zielgruppen nicht außerhalb sondern innerhalb des Unternehmens liegen. Während sich die externe Unternehmenskommunikation an Kunden wendet und Instrumente wie bspw. Werbung einsetzt, liegt bei der internen Unternehmenskommunikation der Fokus der Betrachtung auf dem eigenen Personal.

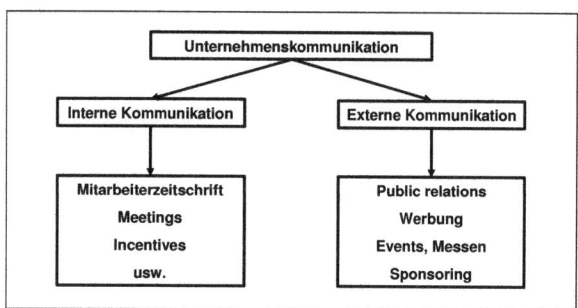

Abb. 2: Interne und externe Unternehmenskommunikation

Die interne Kommunikation erfüllt mehrere Aufgaben. Eine Aufgabe besteht in der Informationsübermittlung innerhalb des Unternehmens. D.h., dass die beteiligten Mitarbeiter mit den für ihre Tätigkeit notwendigen Informationen versorgt werden. Als Corporate publishing würde beispielsweise eine Mitarbeiterzeitung bezeichnet, welche Mitarbeiter mit Informationen versorgt und zugleich als Bindeglied zwischen Unternehmensführung und

Mitarbeiter gilt. Auch in Krankenhäusern werden zunehmend Mitarbeiterzeitungen als Informationsquelle für Mitarbeiter eingeführt. Hinsichtlich der ärztlichen Kommunikation im Krankenhaus steht hinter der Informationsübermittlung inhaltlich zumeist eine Anordnung, insbesondere wenn Informationen von einer Hierarchieebene auf eine niedrigere Ebene übermittelt werden. Auch in Situationen, in denen für umfangreiche Erklärungen keine Zeit bleibt, ist ein funktionierendes Verteilungssystem von Anordnungen von besonderer Wichtigkeit. Generell gilt, dass je schneller relevante Anordnungen die Mitarbeiter erreichen, desto flexibler und effizienter kann das Unternehmen geführt werden. Im Belegarztsystem kommuniziert bspw. der Belegarzt mit dem Assistenzarzt. Der Assistenzarzt übermittelt Informationen an alle beteiligten Ärzte, um die Krankenversorgung zu koordinieren. Die vom Belegarzt übermittelten Informationen haben den Charakter einer Anordnung. Als Leiter der Abteilung erwartet der Belegarzt die Ausführung seiner Anordnungen. Neben der Verbreitung von Anordnungen kann die Informationsübermittlung aber auch lediglich der Koordination dienen. Der internen Kommunikation kommt dann die Aufgabe zu, die jeweiligen Arbeitsprozesse der verschiedenen Abteilungen eines Unternehmens zu koordinieren.[31] In einem Krankenhaus arbeiten die verschiedenen Fachabteilungen (bspw. Innere Medizin und Chirurgie) autonom, müssen aber im Sinne einer ganzheitlichen Betrachtung des kranken Patienten koordiniert werden und zusammenarbeiten.

Eine weitere Aufgabe der internen Kommunikation besteht in der Motivation der Mitarbeiter. Nach Meier[32] erhöht sich die Motivation, wenn von den Mitarbeitern Zusammenhänge verstanden werden und Entscheidungen mitgetragen werden. Zudem führt eine gute interne Kommunikation zu erhöhter Leistungsbereitschaft der Mitarbeiter. Die interne Kommunikation trägt demnach wesentlich zum Funktionieren eines Unternehmens bei. Interne Kommunikation wirkt dabei nach Innen, aber auch nach Außen. Engagierte und motivierte Mitarbeiter tragen zu einem angenehmen und sympathischen Kundenkontakt bei, was Grundlage für ein kundenorientiertes Handeln des Unternehmens ist. Maßnahmen zur Motivationssteigerung sind bspw. Entlohnung- und Prämiensysteme. Die sog. Incentives (lat. incendo, Begeisterung anfachen) können aus Geld- oder Sachprämien bestehen oder aus der Organisation einer Reise oder eines Events. Den größten Effekt erzielen Incentives mit einer großen Nachhaltigkeit, d.h., dass die Prämie lange im Gedächtnis des Mitarbeiters verbleibt und zur Motivation beiträgt. Übliche Prämien für Ärzte sind finanzielle Zuwendungen oder die Finanzierung von Fortbildungsangeboten.

Interne Kommunikation übernimmt Schulungs- und Trainingsfunktionen. In Krankenhäuser werden Schulungen in Form von Fortbildungen durchgeführt. Zumeist wird ein regelmäßige Fortbildungsveranstaltungen angeboten, die abwechselnd von verschieden Fachdisziplinen und Experten durchgeführt werden. Die Veranstaltungen dienen dem fächerübergreifenden

---

31 Vgl. Brünner, G.: Wenn gute Reden sie begleiten, dann fliesst die Arbeit munter fort, Wirtschaft und Sprache. In: Spiller, B.: Kongressbeiträge zur 22. Jahrestagung der Gesellschaft für angewandte Linguistik, Forum angewandte Linguistik, Frankfurt: Peter Lang, Band 23, 1992, S. 27.

32 Vgl. Meier, P.: Interne Kommunikation von Unternehmen. Philosophische a. a. O., S. 20.

Austausch von Informationen und bieten Gelegenheiten mit Experten anderer Fachdisziplinen in Kontakt zu treten. Den vortragenden Referenten bietet sich die Möglichkeit sich den ärztlichen Kollegen zu präsentieren und eigene Forschungsschwerpunkte vorzustellen.

Interne Kommunikation unterstützt Aufgaben der Verkaufsförderung. Im Krankenhaus werden Dienstleistungen an Patienten verkauft. Im Sinne der Verkaufsförderung hat die interne Kommunikation die Aufgabe die Mitarbeiter im guten Umgang mit den Patienten zu schulen, um so ein Wiederkehren des Patienten und somit einen weiteren Verkauf von Dienstleistungen zu fördern. Der Umgang mit den Patienten erfolgt zumeist im Sinne des Leitbildes Krankenhauses. Bspw. übernimmt ein evangelisches Krankenhaus einen diakonischen Auftrag. Unter Diakonie wird der „biblisch begründete Dienst helfender Liebe verstanden". Die interne Kommunikation vermittelt den Mitarbeitern dieses Leitbild und das damit verbundene Handeln.

Neben den genannten Aufgaben übernimmt die interne Unternehmenskommunikation die Herstellung und die Pflege sozialer Kontakte zwischen den Mitarbeitern und der Unternehmensführung. Es sollten sprachliche Austauschprozesse und zwischenmenschliche Kontakte gefördert werden, um einer Isolation oder Vereinsamung einzelner Mitarbeiter vorzubeugen. Es gilt die Mitarbeiter in ihrem sozialen Arbeitsumfeld zu stärken, um nicht ein (subjektives) Gefühl der Bedeutungslosigkeit aufkommen zu lassen[33]. Hier kommen insbesondere informelle Kommunikationswege zum Einsatz. Informelle Kommunikation bietet dabei die Möglichkeit den Inhalt, den Anlass, den Zeitrahmen und den Kommunikationspartner nach Bedarf festzulegen. Informelle Kommunikation wird dann oftmals zum wesentlichen Bestandteil der betrieblichen Organisation und dient dann nicht mehr nur der Pflege sozialer Kontakte. Insbesondere wenn in formalisierten Verfahren ineffizient gehandelt wird, erlangen informelle Arbeitspraktiken eine große Bedeutung[34]. Im Krankenhaus wird bspw. bei der (formalisierten) Visite auf der Station das Behandlungskonzept des Patienten von den behandelnden Ärzten und dem Pflegepersonal abgesprochen. Dennoch werden im weiteren Tagesverlauf häufig mehrfach informelle Gespräche bezüglich des Behandlungskonzepts geführt, da die Visite nicht so effizient gestaltet werden kann, dass wirklich alle Aspekte der Behandlung besprochen werden können. Gerade bei komplizierten Krankheitsbildern werden informelle Gespräche zwischen den behandelnden Ärzten im Verlauf des Tages geführt, woraus häufig entscheidende Modifizierungen im Behandlungskonzept des Patienten hervorgehen. Auch bei der informellen Besprechung mit fachfremdem ärztlichem Personal ergeben sich manchmal ganz neue Sichtweisen auf ein schwieriges Krankheitsbild. Zudem ergeben sich im Tagesverlauf neue, richtungsweisende Befunde, die unverzüglich auf informellem Weg besprochen werden. Die informelle Kommunikation kommt der formellen Visite dadurch oftmals zuvor.

---

33 Vgl. Meier, P.: Interne Kommunikation von Unternehmen, a. a. O., S. 25.
34 Vgl. Böhle, F. und Bolte, A.: Die Entdeckung des Informellen, Frankfurt/New York: Campus Verlag, 2002, S. 12f.

Wie schon im vorherigen Kapitel angesprochen, bedarf es zur Erfüllung der Aufgaben der internen Kommunikation einer kommunikationspolitischen Strategie, die neben den Zielen, Zielgruppen und neuen Kommunikationsformen auch die Kommunikationsinhalte, die Kommunikationsinfrastruktur und die Kalkulation des Budget festlegt. Danach erfolgt die Einführung der neuen Kommunikationsformen, ggf. mit einer Einführungsveranstaltung und Schulung für die beteiligten Mitarbeiter. Dabei sollten insbesondere die Führungskräfte in die Pflicht genommen werden, die eingeführten Kommunikationsformen auch zu praktizieren[35]. Die uneingeschränkte Einhaltung der zu implementierenden Kommunikationsformen ist erforderlich, um die sich in der Vergangenheit entwickelten unsystematischen Kommunikationsformen zu unterdrücken, damit diese den neuen Kommunikationsformen nicht hinderlich sind. Nach der Implementierung erfolgt im festgelegten zeitlichen Abstand die Kontrolle der Effekte der neuen internen Kommunikation. Die Kontrolle erfasst die Aspekte der internen Kommunikation nach der Implementierung und vergleicht diese mit den zuvor definierten Zielen[36]. Dann können ggf. Modifikationen vorgenommen werden, um weitere Verbesserungen zu erzielen.

2.5 Zusammenfassung

Dieses Kapitel zeigte den theoretischen Hintergrund der internen Unternehmenskommunikation auf. Die interne Unternehmenskommunikation versucht demnach unter Berücksichtigung betriebswirtschaftlicher Aspekte die Kommunikationsprozesse innerhalb eines Unternehmens zu beschreiben und hat zum Ziel diese Prozesse zu optimieren. Vor dem dargestellten theoretischen Hintergrund zur Unternehmenskommunikation werden im folgenden Kapitel die Kommunikationsprozesse in einer Gemeinschaftspraxis mit einer Belegabteilung in einem Anstaltskrankenhaus beschrieben. Die Unternehmenskommunikation stellt einen wesentlichen Bestandteil im Marketing-Konzept der Gemeinschaftspraxis dar.

3 Interne Kommunikation im Belegarztsystem

3.1 Übersicht

Im Belegarztsystem erbringen ambulant tätige Ärzte im Krankenhaus stationäre Gesundheitsleistungen. Stationäre Gesundheitsleistungen setzen sich zusammen aus den Hotelleistungen, der Pflege und dem ärztlichen Dienst. Im Belegarztsystem übernimmt das Krankenhaus die Hotelleistungen und die Pflege. Der ärztliche Dienst wird von niedergelassenen Ärzten getätigt. In dieser Arbeit wird ein Belegarztsystem betrachtet,

---

35 Vgl. Bruhn, M.: Kommunikationspolitik. Bedeutung, Strategien, Instrumente, München: Verlag Franz Vahlen, 1997, S. 901.

36 Vgl. Meier, P.: Interne Kommunikation von Unternehmen, a. a. O., S. 132.

welches aus Belegbetten besteht, die in einem Anstaltskrankenhaus untergebracht ist. In diesem Fall spricht man von einer Belegabteilung in einem Anstaltskrankenhaus. Das Anstaltskrankenhaus hat angestellte Ärzte, die im „normalen" stationären Dienst eingebunden sind. Das heißt, diese Ärzte sind nicht ambulant tätig und sind primär eingestellt für die Versorgung der stationären Patienten des Krankenhauses. Die Belegabteilung wird durch die Belegärzte geführt. Dennoch werden die Anstaltsärzte in die Versorgung der Patienten der Belegabteilung miteingebunden, da die Belegärzte nicht im vollen Umfang die stationäre Leistung erbringen können. Belegärzte müssen primär im Praxisbetrieb ambulante Leistungen erbringen. Daher wird ein großer Teil der ärztlichen Leistung an den Belegpatienten von den Anstaltsärzten erbracht. Diese Arbeit betrachtet die Kommunikation zwischen den Anstaltsärzten und den Belegärzten und deren Auswirkung auf die zu erbringende Gesundheitsleistung. Dabei wird auf die besondere Stellung des Assistenzarztes eingegangen. Der Assistenzarzt hat eine entscheidende organisatorische Stellung im ärztlichen Dienst, da er zwischen den verantwortlichen ärztlichen Stellen des Krankenhauses (Oberärzte, Chefarzt) und den verantwortlichen Belegärzten (Chefärzte der Arztpraxis) vermitteln muss und die primäre Kommunikation mit den Patienten (Kunden) übernimmt.

3.2   Die kardiologische Gemeinschaftspraxis mit Belegbetten

Die interne ärztliche Kommunikation wird am Beispiel einer kardiologischen Gemeinschaftspraxis dargestellt. Die Gemeinschaftspraxis hat Ihren Sitz in einem Krankenhaus in einem Stadtteil der Stadt Frankfurt am Main. Die Praxis wurde in den 80er Jahren gegründet. Im Laufe der Jahre entwickelte sich die Gemeinschaftspraxis zu einem Medizinischen Versorgungszentrum, das mittlerweile die ganze Bandbreite ambulanter und stationärer kardiologischer Leistungen anbieten kann. Durch den Standort in dem Frankfurter Krankenhaus wurde eine zukunftsweisende Form der integrierten kardiologischen Versorgung geschaffen. In der Praxis wird die gesamte ambulante Patientenversorgung durchgeführt. Patienten die darüber hinaus stationär behandelt werden müssen, sowie alle Notfälle, können ohne Zeit- oder Informationsverlust unmittelbar stationär aufgenommen und weiter betreut werden. Die Praxis betreibt zudem eine so genannte Chest Pain Unit (engl., „Brustschmerz-Einheit"), in die rund um die Uhr eine Versorgung von Herz-Notfallpatienten durchgeführt wird.

Die Praxis ist in ein Krankenhaus der Schwerpunktversorgung integriert. Die Versorgungsstufe bezieht sich auf die hessische Krankenhausplanung. Krankenhäuser der Schwerpunktversorgung erfüllen in Diagnose und Therapie überörtliche Schwerpunktaufgaben. Ein Krankenhaus der Schwerpunktversorgung hat demnach mindestens eine Abteilung für Innere Medizin, getrennte Abteilungen für Unfallchirurgie und Viszeralchirurgie, sowie Radiologie und Anästhesie. Das Ziel der länderspezifischen Krankenhausplanung ist die Sicherung der bedarfsgerechten Versorgung der Bevölkerung durch ein flächendeckendes gegliedertes System qualitativ leistungsfähiger und eigenverantwortlich wirtschaftender Krankenhäuser[37]. Mit ca. 1200 Mitarbeitern nimmt das Krankenhaus mit der kardiologischen Gemeinschaftspraxis eine bedeutsame Rolle im Gesundheitssektor über die Grenzen von Frankfurt hinaus ein. Im Jahr 2004 wurden stationär insgesamt ca. 15.000 Patienten bei einer Bettenzahl von 550 behandelt.

Die ärztliche Versorgung der Patienten, die sich in der Praxis vorstellen, übernehmen acht kardiologische Fachärzte mit unterschiedlichen Schwerpunkten. Zu den Schwerpunkten gehören u.a. invasive Maßnahmen („Herzkatheter" und Gefäßdilatationen an anderen Organen, z.B. Nieren oder Gehirn, Herzschrittmacherimplantationen,), spezielle diagnostische Verfahren (Cardio-CT, Cardio-MRT) und Cardio Skills. Die kardiologische Praxis hat in dem Krankenhaus eine Belegabteilung eingerichtet, um neben den ambulanten Leistungen auch stationäre Leistungen anbieten zu können. Stellt sich während der ambulanten Behandlung heraus, dass eine stationäre Versorgung notwendig wird, kann der Patient auf „kurzem" Weg in die Belegabteilung gebracht werden. Die Belegabteilung ist eine Bettenstation mit insgesamt 10 Betten, die sich hinsichtlich der Krankenversorgung durch das Pflegepersonal nicht von „normalen" Bettenstationen eines Krankenhauses unterscheidet. Durch die angebundene Belegabteilung kann die ganze Bandbreite ambulanter und stationärer kardiologischer Leistungen von den Belegärzten angeboten werden.

Die Assistenzärzte übernehmen die Versorgung der Patienten der Belegabteilung. Während der Öffnungszeiten der Gemeinschaftspraxis sind die Assistenzärzte dabei unter der Verantwortung der Belegärzte der Gemeinschaftspraxis tätig. Außerhalb der Öffnungszeiten sind die Belegärzte nicht im Dienst. Dann übernehmen die Oberärzte des Krankenhauses die Verantwortung für die Belegabteilung und weisen die Assistenzärzte an. Um ein konsistentes Behandlungskonzept zu verfolgen, ist eine Abstimmung von Oberärzten und Belegärzte notwendig. Die internen Kommunikationsstrukturen sollten also neben der Kommunikation zwischen Assistenzärzten (bspw. die „Übergabe", siehe Absatz 3.4.2) und der Kommunikation zwischen Assistenzarzt und Oberarzt bzw. Belegarzt (bspw. die Visite, siehe Absatz 3.4.3) auch einen Informationsaustausch zwischen Oberärzten und Belegärzten ermöglichen.

3.3   Beteiligte Ärzte und deren Zielvorstellungen

Die Belegärzte sind Fachärzte mit Facharztweiterbildung zum Kardiologen gemäß der (Muster-)Weiterbildungsordnung der Bundesärztekammer[38]. Wie andere Ärzte auch verfolgen sie das Ziel einer eigenverantwortlichen und selbständigen Berufsausübung. Gemäß der Berufsordnung der Landesärztekammer Hessen üben die Ärzte der Gemeinschaftspraxis

---

37 Vgl. Krankenhausrahmenplan 2005, Allgemeiner Teil, S.1, Online im Internet:
    http://www.sozialministerium.hessen.de, 11.01.2008.

38 In Deutschland sind die Landesärztekammern für die ärztliche Weiterbildung zuständig. Die von der
    Bundesärztekammer erarbeitete (Muster-)Weiterbildungsordnung hat für die Landesärztekammern
    empfehlenden Charakter. Siehe auch http://www.bundesärztekammer.de.

ihren Beruf aus, um „das Leben zu erhalten, die Gesundheit zu schützen und wiederherzustellen, Leiden zu lindern, Sterbenden Beistand zu leisten und an der Erhaltung der natürlichen Lebensgrundlagen im Hinblick auf ihre Bedeutung für die Gesundheit der Menschen mitzuwirken"[39]. In §1 der Berufsordnung ist zudem ausdrücklich erwähnt, dass der ärztliche Beruf kein Gewerbe darstellt. D.h., dass der Arztberuf vom Grundsatz her keine wirtschaftliche Tätigkeit mit der Absicht der Gewinnerzielung darstellt. Der Arztberuf ist ein „freier Beruf". Freiberuflich tätige Personen erbringen definitionsgemäß Dienstleistungen höherer Art im Interesse der Allgemeinheit bzw. der Auftraggeber[40]. Auch wenn der einzelne Arzt also kein Gewerbe betreibt, so ist der Betrieb der Gemeinschaftspraxis dennoch nur unter Berücksichtigung betriebswirtschaftlicher Überlegungen möglich. Auf dem umkämpften Markt der medizinischen Dienstleistungen für Herzkranke, sind die Belegärzte ständig bemüht einen maximalen Gewinn zu erwirtschaften, um den Betrieb der Praxis aufrechtzuerhalten. Dadurch lassen sich die eigenen Arbeitsplätze und die des Personals sichern. Um eine Umsatz und Gewinnsteigerung zu erreichen, ist es daher notwendig ständig an der Erhaltung und Erweiterung des Patientenstamms zu arbeiten. Ziel ist die Markführerschaft in den ambulanten kardiologischen Dienstleistungen. Die Gemeinschaftspraxis ist daher um eine positive, öffentlichkeitswirksame Außendarstellung bemüht und betreibt daher bspw. eine Internetseite oder veranstaltet Informationsvorträge für Patienten und Ärzte.

Die Belegärzte arbeiten unter der Woche während der Sprechzeiten in der Praxis von 8 bis 18 Uhr. Die Visite auf der Belegabteilung wird unter der Woche von einem der acht Belegärzte am Vormittag durchgeführt. Am Wochenende besteht keine Regeldienst. Jedoch übernehmen die Belegärzte abwechselnd einen Bereitschaftsdienst, um auch Patienten mit akuten Herznotfällen außerhalb der normalen Sprechzeiten versorgen zu können.

An der Belegabteilung beteiligte Anstaltsärzte gliedern sich auf in Assistenzärzte und Oberärzte. Ein Assistenzarzt ist ein approbierter Arzt ohne leitende Funktion. Er ist Angestellter des Krankenhauses, in dem sich die Belegabteilung der kardiologischen Gemeinschaftspraxis befindet. Der Assistenzarzt erledigt im Krankenhausbetrieb die Routinearbeit auf der Belegabteilung. Vom Assistenzarzt wird im Beisein eines Belegarztes die Visite durchgeführt. Zudem erledigt er die Blutentnahmen, ordnet Medikamente und Untersuchungen an und ist Ansprechpartner der Patienten und der Angehörigen der Patienten bei Problemen. Zudem führt der Assistenzarzt die Aufnahme des Patienten durch (Anamneseerhebung, körperliche Untersuchung), dokumentiert die Behandlungsabläufe

---

39   Vgl. Landesärztekammer Hessen: Berufsordnung für die Ärztinnen und Ärzte in Hessen, 2007, Online im Internet: http://www.laekh.de, 06.01.2008.

40   Vgl. §1, Abs. 2, Gesetz über Partnerschaftsgesellschaften Angehöriger Freier Berufe (Partnerschafts-gesellschaftsgesetz - PartGG). Online im Internet: http://www.gesetze-im-internet.de, 06.01.2008.

während des stationären Aufenthalts und klärt die Patienten über bevorstehende Untersuchungen in der Gemeinschaftspraxis auf (sog. „Patientenaufklärung"[41]).

Fünf Assistenzärzte betreuen im Wechsel die maximal zehn Patienten der Belegabteilung. Neben der Tätigkeit in der Belegabteilung versorgen die Assistenzärzte die Patienten der internistischen Intensivstation, die sich in unmittelbarer Nachbarschaft der Belegabteilung befindet. Die Intensivstation umfasst ebenso wie die Belegabteilung zehn Betten mit dementsprechend maximal zehn Patienten. Die Versorgung der intensivstationären Patienten gestaltet sich jedoch sehr viel aufwendiger als die Versorgung der belegärztlichen Patienten auf der Belegabteilung. Patienten auf der Intensivstation benötigen eine andauernde ärztliche (und pflegerische) Überwachung, zu jeder Tag- und Nachtzeit, an Wochentagen und am Wochenende. Patienten auf der belegärztlichen Abteilung werden entsprechend ihres Bedarfs behandelt. D.h., vormittags und ggf. nachmittags findet eine Visite statt, dazwischen werden diagnostische und therapeutische Verfahren angewandt, am Wochenende und in der Nacht werden diese Patienten nur im Notfall vom Arzt gesehen und dann ggf. auf die Intensivstation verlegt.

Für die Tätigkeit auf der Belegabteilung unterstehen die Assistenzärzte den Belegärzten. Für die Tätigkeit auf der Intensivstation unterstehen sie den Anweisungen der Oberärzte. Die Assistenzärzte arbeiten im Schichtsystem mit unter der Woche drei Schichten (Frühdienst, Tagdienst, Nachtdienst) und am Wochenende mit zwei Schichten (Tagdienst und Nachtdienst).

Die Assistenzärzte befinden sich in der Facharztweiterbildung. Die Facharztweiterbildung dient der Ausbildung zum Facharzt für Innere Medizin. Die Ausbildung beginnt nach dem Medizinstudium und hat in der Regel eine Dauer von fünf Jahren. In dieser Zeit werden die Assistenzärzte von den Oberärzten und Chefärzten des Krankenhauses ausgebildet. Die Landesärztekammern, die die Weiterbildung zum Facharzt organisieren und die Prüfungen durchführen, verlangen von den Assistenzärzten während der Facharztweiterbildung genau definierte Kenntnisse, Erfahrungen und Fertigkeiten zu erwerben, z.B. das Auswerten von Elektrokardiogrammen (EKGs) oder die Durchführung von Echokardiographien. Die zur Weiterbildung ermächtigten Chefärzte verpflichten sich den Assistenzärzten die Facharztweiterbildung gemäß den Vorgaben der Landesärztekammern zu ermöglichen. Das Angestelltenverhältnis der Assistenzärzte ist i.d.R. befristet für die Zeit der Facharztweiterbildung. Nach Ablegung der Facharztprüfung besetzt der Assistenzarzt ggf. eine nicht besetzte Oberarztstelle oder er verlässt das Krankenhaus. Die freigewordene Assistenzarztstelle wird mit einem neuen Assistenzarzt besetzt, der dann wiederum die Facharztweiterbildung beginnen kann.

---

41 Die Patientenaufklärung dient der Wahrung des Selbstbestimmungsrechts des Patienten und ist vor einem Eingriff durchzuführen. Die Patientenaufklärung enthält i.d.R. einen Informations- und einen Einwilligungsteil. Der Letztere muss vom Patienten und aufklärendem Arzt unterschrieben werden.

Die im Krankenhaus angestellten Oberärzte sind Fachärzte für Innere Medizin. Sie stehen in der Hierarchie zwischen dem Chefarzt und den Assistenzärzten. In dem hier geschilderten Fall betreuen drei Oberärzte die Intensivstation und die Belegabteilung der Gemeinschaftspraxis. Das Verhältnis zu den Belegärzten der Gemeinschaftspraxis ist nicht klar definiert. Sie unterstehen dem Chefarzt des Krankenhauses und arbeiten mit den Belegärzten zusammen. Bei Unstimmigkeiten im Behandlungskonzept von den Patienten der Belegabteilung werden sie jedoch in der Regel den Weisungen der Belegärzte Folge leisten, obwohl sie eigentlich von ihrer Funktion und ihrer Ausbildung her eigenverantwortlich arbeiten können. Unter Anleitung der drei Oberärzte betreuen die fünf Assistenzärzte die Intensivstation. Am Wochenende und abends bzw. nachts außerhalb der Öffnungszeiten der Gemeinschaftspraxis übernehmen die Oberärzte in Vertretung der Belegärzte die Verantwortung für die Versorgung der Patienten der Belegabteilung und weisen die Assistenzärzte diesbezüglich an. Die Oberärzte halten sich dementsprechend abwechselnd im „Hintergrund" als Ansprechpartner bei schwierigen medizinischen Vorkommnissen für die Assistenzärzte bereit. Dieser „Hintergrunddienst" ist ein so genannter Rufbereitschaftsdienst, währenddessen sich der Oberarzt nicht im Krankenhaus aufhält. In der Regel hält sich der Oberarzt zu Hause oder in anderweitiger Nähe zum Krankenhaus auf, so dass er jederzeit telefonisch erreichbar ist und im Notfall ins Krankenhaus kommt, um den Assistenzarzt zu unterstützen.

Wie soeben dargestellt haben die beteiligten Ärzte ganz unterschiedliche Zielvorstellungen. Diese unterschiedlichen Zielvorstellungen beeinflussen ganz wesentlich die Kommunikation zwischen den Ärzten. Während die Belegärzte Interessen der Gemeinschaftspraxis verfolgen, d.h. mit der Praxis einen Gewinn erwirtschaften möchten, um sich die finanzielle Absicherung zu erhalten, sind Assistenzärzte nur sich selbst verpflichtet und haben die Facharztweiterbildung zum Ziel. Oberärzte wiederum haben sich dem Krankenhaus verpflichtet und haben eine längerfristiges Angestelltenverhältnis zum Ziel, um sich mit einem geringen Risiko beruflich und finanziell abzusichern. Die Kommunikationswege und die damit verbundenen Probleme dieser drei ärztlichen Gruppen werden im folgenden Absatz thematisiert.

3.4   Aktuelle Kommunikationswege

3.4.1   Übersicht über die Kommunikationswege

Kommunikation zwischen dem ärztlichen Personal findet formell und informell statt. Informelle Gespräche über den Status eines Patienten bieten die Möglichkeit ohne großen Zeitaufwand Informationen schnell und auf direktem Weg auszutauschen und werden dementsprechend häufig geführt. Zusätzlich zu den informellen Gesprächen werden Informationen während der so genannten „Übergabe" und der ärztlichen Visite ausgetauscht und dabei das weitere Procedere bezüglich Therapie und Diagnostik besprochen. Übergabe und Visite werden schriftlich dokumentiert und erhalten dadurch formellen Charakter.

Sowohl die informelle als auch die formelle ärztliche Kommunikation ist von großer Bedeutung, da die Verantwortlichkeiten im ärztlichen Dienst täglich wechseln. Die beteiligten Ärzte arbeiten abwechselnd gemäß ihrer Dienstpläne. Dabei wechseln sowohl die zuständigen Belegärzte, wie auch die Oberärzte und die Assistenzärzte, jedoch sind die Dienstpläne nicht aufeinander abgestimmt, so dass sich für jeden Tag andere Kombinationen von behandelnden Ärzten ergeben. Damit die Ärzte bei Dienstbeginn auf den aktuellen Stand des Behandlungskonzepts gebracht werden und über aktuelle Probleme informiert sind, ist ein regelmäßiger Informationsaustausch auf allen ärztlichen Hierarchieebenen notwendig. Der Informationsfluss zwischen den beteiligten Ärzten ist in der Übersicht in Abb. 3 dargestellt.

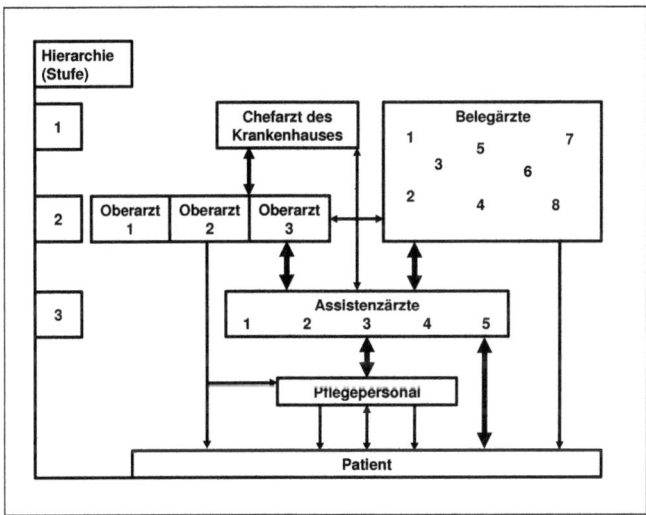

Abb. 3: Kommunikation in einem Krankenhaus mit Belegarztabteilung.

3.4.2 Kommunikationsweg „Übergabe"

Eine Übergabe findet immer dann statt, wenn ein Mitarbeiter seinen Dienst beendet und ein anderer seinen Dienst aufnimmt. Sowohl für das Pflegepersonal als auch für den ärztlichen Dienst sind Übergaben wesentlicher Bestandteil der internen Kommunikation. Die Übergabe hat zum Ziel den Mitarbeiter, der seinen Dienst beginnt, über die Vorkommnisse und Besonderheiten auf der Station zu informieren. Im ärztlichen Dienst findet eine Übergabe in der Regel zwischen Ärzten gleicher Hierarchiestufe statt. Nach Abb. 3 findet demnach bei der Übergabe eine horizontale und keine vertikale Kommunikation statt. Eine Übergabe erfolgt idealerweise zwischen den Assistenzärzten, Oberärzten und Belegärzten. Zur Übergabe gehört ein mündlicher Bericht über die Patienten(neu)aufnahmen und den aktuellen Stand in

Diagnostik und Therapie der anwesenden Patienten. Des Weiteren werden nicht erledigte Aufgaben an den nächsten Mitarbeiter zur Erledigung weitergegeben. Die Übergabe sichert somit die Kontinuität in der Betreuung der Patienten. Theoretisch könnte heutzutage auf eine Übergabe verzichtet werden, da verlangt wird, dass alle relevanten Informationen in den Krankenakten vermerkt (dokumentiert) sind und somit ein Mitarbeiter, der seinen Dienst beginnt, aus den Krankenakten diese Informationen herauslesen kann. In der Praxis zeigt sich aber die Wichtigkeit der Übergabe, da während dieser insbesondere Neuigkeiten und Informationen weitergeleitet werden, die eher informellen Charakter haben und somit ggf. nicht in der Krankenakte dokumentiert sind. Dazu gehören hinsichtlich des Patienten bspw. der Gemütszustand oder das subjektive Wohlbefinden. Aber auch Informationen, die nur für den behandelnden Arzt von Wichtigkeit sind, bspw. die Eigenheiten eines Privatpatienten, der vom Chefarzt unter ganz besonderen Vorraussetzungen behandelt wird, werden in der Übergabe weiter gegeben.

Die zeitliche Dauer der Übergabe eines einzelnen Patienten richtet sich nach der Komplexität der Krankheitsfälle. Im Idealfall werden alle für die beginnende Dienstzeit wichtigen Aspekte angesprochen. Die Übergabe sollte im Idealfall immer mit größter Sorgfalt durchgeführt werden, da sonst Informationen verloren gehen und somit der Stationsablauf beeinträchtigt werden kann. Die Übergabe wird anhand eines schriftlichen Übergabe-Dokuments durchgeführt. Dieses Dokument listet die anwesenden Patienten auf und enthält zu jedem Patienten wichtige Informationen. Das Dokument wird während des Dienstes zusätzlich zur Patientenakte ständig aktualisiert, wenn sich neue Aspekte ergeben, so dass bei der „Übergabe" durch Vergessen keine Informationen verloren gehen können. Das Übergabe-Dokument umfasst in der Regel nicht mehr als eine DIN A4-Seite und wird vom diensthabenden Assistenzarzt während des Dienstes immer mitgeführt. Wichtig ist, dass keine unnötigen Informationen vermerkt werden, so dass der Assistenzarzt zu jederzeit die wesentlichen Informationen zu seinen Patienten „auf einen Blick" bereit hat.

Die soeben geschilderte Übergabe stellt einen idealtypischen Ablauf dar und findet in der Realität häufig nicht in dieser Form statt. Wie soeben geschildert werden die relevanten Informationen an den diensthabenden Arzt „übergeben". Ein erhebliches Problem stellt dabei die für die Übergabe eingeplante Zeit dar. Für die Übergabe sind 30 Minuten eingeplant, in denen die zehn intensivstationären und die zehn belegstationären Patienten besprochen werden müssen. Für einen Patienten sind somit durchschnittlich 90 Sekunden Übergabezeit eingeplant. Allein aufgrund der Zeitvorgabe wird die Übergabe teilweise unvollständig und nicht mit der nötigen Sorgfalt durchgeführt, da nicht alle Informationen im vorgegeben Zeitrahmen weitergegeben werden können. Die somit ohnehin zeitlich knapp bemessene Übergabe wird zudem oftmals durch externe und interne Vorkommnisse noch verkürzt oder unterbrochen bzw. behindert. Verkürzt wird die Übergabe, wenn der Arzt noch beschäftigt ist und nicht pünktlich zur Übergabe erscheinen kann. Dann wird es notwendig die Übergabe nach hinten hinaus zu verlängern und Überstunden in Kauf zu nehmen. In der Praxis wird jedoch das Dienstende oftmals auf Kosten der Übergabe eingehalten. Verkürzt wird zudem die Übergabe durch nicht vorhergesehene Notfälle, zu denen der Arzt erscheinen muss. Durch Notfälle reduziert sich die Übergabe teilweise auf wenige Minuten. Unterbrochen wird die Übergabe zudem durch Anfragen, entweder telefonische (z.b. durch Angehörige, Krankenhausverwaltung, etc.) oder mündliche (z.b. durch das Pflegepersonal). Hier wird versucht diese Anfragen zu verschieben. Da Anfragen an den Dienstarzt aus Sicht des Anfragenden prinzipiell dringend sind, lässt sich dies jedoch oftmals in der Praxis nicht erreichen. Neben den geschilderten Unterbrechungen wird die Übergabe zudem oftmals behindert, bspw. durch unzureichende EDV-Anlagen, die zur Übergabezeit nicht funktionsbereit sind. Auch durch unzureichende Räumlichkeiten wird die Übergabe behindert, wenn bspw. der eingeplante Raum durch andere Personen genutzt wird. Aber auch wenn der örtliche und zeitliche Rahmen optimal sind und die Übergabe nicht durch interne oder externe Vorkommnisse gestört wird, ist nicht gewährleistet, dass die Übergabe ideal verläuft. Eine ideale Übergabe verlangt, dass der Dienstarzt die Informationen aus seiner Dienstzeit zu jedem Patienten bereit hält und diese in kurzgefasster Zeit präzise wiedergeben kann. Für den Assistenzarzt mit zwanzig zu versorgenden Patienten ist das nicht immer wie gewünscht möglich. Gerade wenn der Arzt noch am Anfang seiner Facharztausbildung steht und beruflich noch unerfahren ist, gehen häufig Informationen unbewusst und ungewollt verloren. Zudem wird die Durchführung einer effizienten Übergabe im Medizinstudium nicht trainiert. Zusammenfassend ist zu sagen, dass die Übergabe eine anspruchsvolle, tägliche Prozedur ist, die sich entscheidend auf den Stationsablauf auswirkt, der jedoch im praktischen Alltag oftmals nicht die angemessene Bedeutung zugemessen wird. Bei unzureichender Übergabe sowohl bei den Assistenzärzten, als auch bei den Oberärzten und Belegärzte der Gemeinschaftspraxis kommt es zu Informationsverlusten, Informationsverfälschungen und Unzufriedenheit bei allen beteiligten Personen, wenn die Informationen für den entscheidenden Moment (z.B. bei einem Notfall) beim zuständigen Arzt nicht angekommen sind.

3.4.3   Kommunikation bei der Visite

Die Visite bezeichnet die Begutachtung der stationär anwesenden Patienten durch die behandelnden Ärzte. Dazu wird der Patient im Krankenzimmer besucht und das Behandlungskonzept reflektiert und dem Krankheitsverlauf entsprechend angepasst. An der Visite nehmen mindestens der Assistenzarzt und das zuständige Pflegepersonal teil. Zusätzlich sind der Oberarzt („Oberarztvisite"), der Chefarzt („Chefarztvisite") oder der Belegarzt anwesend. Die Visite findet einmal täglich zu einer festgelegten Zeit statt. In dieser Zeit befinden sich die Patienten auf der Station, damit keine zeitlichen Verzögerungen entstehen. Der Assistenzarzt hat vor Betreten des Krankenzimmers die Aufgabe den aktuellen Stand der Diagnostik und Therapie des Patienten zu referieren. Dazu gehört die Anamnese, der Aufnahmegrund, die bisherige Diagnostik, die (Verdachts-) Diagnosen und die eingeleiteten Therapien. Dieses Vorgehen hat zum Ziel alle an der Visite beteiligten Personen auf den aktuellen Stand zu bringen. Erst dann wird das Krankenzimmer betreten und der Patient in die Visite miteinbezogen. Der Patient äußert sich nun zu seinen aktuellen Beschwerden und Problemen. Von den Ärzten wird der Patient über den Krankheitsverlauf und bevorstehende diagnostische und therapeutische Maßnahmen aufgeklärt. Zwischen den Ärzten kommt es schließlich zum Austausch von Wissen aus der Theorie und Erfahrungen aus der Praxis, so dass unter zusätzlicher Berücksichtigung der unmittelbaren klinischen Beobachtung das aktuelle Therapiekonzept weiterentwickelt oder ggf. verworfen wird. Die zeitliche Dauer der Visite richtet sich nach der Komplexität der Krankheitsfälle. Im Idealfall werden alle relevanten Aspekte angesprochen und mit dem Patienten zusammen diskutiert. Ggf. können aus Zeitgründen nicht angesprochene Aspekte nach der Visite besprochen werden oder Thema der nächsten Visite sein. Für die Visite gilt eine Dokumentationspflicht. D.h., dass der Assistenzarzt die wesentlichen Ergebnisse der Visite schriftlich in der Krankenakte notieren muss.

Die soeben geschilderte Visite stellt die Idealform dar. Vorraussetzung für eine ideale Visite ist eine gute Vorbereitung. Gut vorbereitet in eine Visite zu gehen bedeutet, dass sowohl das beteiligte Pflegepersonal als auch die beteiligten Ärzte im Rahmen ihrer Zuständigkeiten die Patienten kennen und deren aktuellen Stand im Krankheitsverlauf „im Kopf" haben. Das bedeutet konkret für die kardiologische Belegabteilung, dass das beteiligte Pflegepersonal über die pflegerische Versorgung inkl. Nahrungsaufnahme und vegetative Funktionen (Wasserlassen, Stuhlgang, etc.) bescheid weiß. Dazu gehört, dass der zuständige Assistenzarzt über die aktuelle Maßnahmen und Befunde, bspw. Aufnahme-EKG oder aktuell verordnete Medikamente, bescheid weiß. Vom Belegarzt wird verlangt, dass er über die kardiologische Vorgeschichte informiert ist, insbesondere wenn, wie in einer Belegabteilung üblich, der Patient und sein Krankheitsverlauf bereits in der Gemeinschaftspraxis bekannt sind. Bei allen beteiligten Personen wäre eine gute Vorbereitung wünschenswert, ist aber nicht immer vorhanden. Für den Assistenzarzt fängt eine gute Vorbereitung auf die Visite mit der Übergabe (siehe Absatz 3.4.2) vom zuvor diensthabenden Assistenzarzt an. Dann sollte der Assistenzarzt vor der Visite die Krankenakten durchsehen und sicherstellen, dass alle Befunde (z.B. EKGs, Laborergebnisse) in der Akte abgelegt sind. Zudem ist es sinnvoll sich relevante Befunde einzuprägen, damit sie ohne in der Akte nachzuschauen und somit ohne Zeitverzögerung dem Oberarzt oder Belegarzt berichtet werden können. Die Vorbereitung ist jedoch nicht so einfach wie es scheint und wird durch mehrere Faktoren beeinflusst. Erstens versorgt der Assistenzarzt neben der Belegabteilung die Intensivstation. Da die intensivstationären Patienten Vorrang in der Behandlung haben, verringert sich die zur Verfügung stehende Zeit für die Belegabteilung je nach dem Zeitaufwand für die aktuellen Patienten auf der Intensivstation. Zudem ist der Beginn der Visite auf der Belegabteilung nicht terminiert. Die grobe Vorgabe ist, dass die Visite vormittags stattfindet. Wann genau die Visite beginnt, bestimmt der Belegarzt, denn dieser steht in der Hierarchie über dem Assistenzarzt und muss seinerseits die Visite in seinen Tagesablauf in der

Gemeinschaftspraxis einplanen. Für den Assistenzarzt bedeutet dies, dass er bereit für die Visite sein muss, sobald der Belegarzt zu einer nicht festgelegten Uhrzeit auf der Station erscheint. Der Assistenzarzt kann also seine eigene Vorbereitung auf die Visite nicht einplanen, sondern muss sich, wann immer Zeit ist, der Vorbereitung widmen. Zur Vorbereitung nimmt er sich dann die Krankenakten und versucht sich ein Bild vom aktuellen Stand zu machen und sich diesen einzuprägen. Beim Studium der Krankenakten ist er dann darauf angewiesen, dass diese vom Pflegepersonal bzw. der Stationssekretärin ordnungsgemäß geführt sind. Die ordnungsgemäße Führung einer Krankenakte ist heutzutage bei der Fülle der möglichen diagnostischen und therapeutischen Maßnahmen nicht immer einfach, da dadurch im stationären Verlauf eine Vielzahl von Dokumenten anfallen. Jede Krankenakte enthält neben diesen Dokumenten, die bspw. Befundergebnisse enthalten, zusätzlich ein Verlaufsprotokoll. Alle Personen, die den Patienten in irgendeiner Weise mitbetreuen nehmen dort handschriftliche Eintragungen vor. Neben den Eintragungen des Assistenzarztes werden dort Vermerke vom Pflegepersonal, von Physiotherapeuten, Konsilärzten etc. dokumentiert. Die Dokumentation ist Pflicht, es kommt jedoch vor, dass dieser Pflicht aufgrund von zeitlichen Problemen oder einfaches Vergessen nicht nachgekommen wird. Dies alles wirkt sich auf die Vorbereitung des Assistenzarztes und somit auf die Visite aus.

Der Belegarzt verzichtet zumeist auf eine Vorbereitung auf die Visite. Er vertraut dem Assistenzarzt, dass dieser sich gut auf die Visite vorbereitet hat. Aufgrund der aktuellen EDV-Einrichtung ist es ihm ohnehin nicht ohne weiteres möglich auf den Belegungsplan der Belegabteilung zuzugreifen. Er hat jedoch den Vorteil, dass er einige der Patienten bereits in der Praxis untersucht hat und ggf. sogar selbst auf die Belegabteilung eingewiesen hat, so dass er mit der Vorgeschichte bereits vertraut ist.

Zusammenfassend ist zu sagen, dass die Kommunikation während der Visite ganz entscheidend von der Vorbereitung der beteiligten Ärzte abhängt. Insbesondere wird vom Assistenzarzt eine gute Vorbereitung gefordert. Ist der Assistenzarzt gut vorbereitet, kann die Visite in einer idealen Weise wie oben geschildert ablaufen. Die Kommunikation ist dabei durch die Hierarchie geprägt, so dass der in der Hierarchie ganz oben stehende Belegarzt Anweisungen an den Assistenzarzt gibt, der wiederum für deren Ausführung sorgt. Die Anweisungen der Belegärzte werden schriftlich dokumentiert, da im weiteren Tagesverlauf keine weitere Kommunikation zwischen dem Assistenzarzt und dem Belegarzt eingeplant ist.

3.4.4 Informelle Gespräche

Die häufigste Form der internen ärztlichen Kommunikation ist das informelle Gespräch. Das informelle Gespräch unter Ärzten wird geführt, wenn sich im Krankheitsverlauf des Patienten neue Befunde ergeben, die sofortiges Handeln verlangen. Der Assistenzarzt hat bei neuen Befunden zu entscheiden, welche Bedeutung dieser Befund für das aktuelle

Behandlungskonzept hat. Hat der Befund große Bedeutung, dann wird der Assistenzarzt im Rahmen seiner Kompetenz sofortige Maßnahmen einleiten. Übersteigt die Anordnung dieser Maßnahmen seine Kompetenz, wird er mit einem Belegarzt oder Oberarzt besprechen müssen, inwiefern das Behandlungskonzept aufgrund des Befundes angepasst wird. Betrifft der Befund einen Patienten der Belegabteilung wird er mit einem der Belegärzte ein informelles Gespräch führen und ihm den Befund mitteilen. Für Patienten der Intensivstation wird er einen der Oberärzte kontaktieren.

Die Kommunikation läuft in folgender Weise ab. Vor Aufnahme der Kommunikation reflektiert der Assistenzarzt den Krankheitsverlauf und macht sich die relevanten Aspekte des Patienten noch einmal bewusst. Zudem wird er sich einen eigenständigen Vorschlag zur Modifizierung des Behandlungskonzeptes überlegen. Erst dann wird er den Oberarzt bzw. den Belegarzt kontaktieren. Kommunikation ist entweder telefonisch oder im direkten Kontakt möglich. Der telefonische Kontakt wird bei besonders dringenden Fällen gewählt. Ist die Kommunikation nicht sehr dringlich, wird der Assistenzarzt auf die nächste kommunikative Gelegenheit warten. Das kann entweder das zufällige Treffen auf dem Flur oder im Treppenhaus sein, oder der Kontakt in einem bereits geplanten Meeting, bspw. eine interne Fortbildung oder eine medizinische Demonstration. Ergibt sich die Gelegenheit zum Gespräch wird die Information mitgeteilt und sich auf ein weiteres Vorgehen geeinigt. Das Gespräch dauert nur wenige Sekunden, eventuell auch länger, je nach Komplexität des Problems.

Die informellen Gespräche sind bedeutsam für den täglichen Ablauf auf der Belegabteilung. Ob und wie sie stattfinden hängt jedoch nicht nur von ihrer Notwendigkeit ab, sondern auch von den persönlichen Beziehungen zwischen den Belegärzten und Assistenzärzten. Durch die arbeitzeitliche Organisation im Schichtsystem arbeiten nahezu täglich andere Assistenzärzte mit den Kardiologen zusammen. Dadurch ergeben unterschiedliche Behandlungsteams, die je nach Zusammensetzung medizinische Herausforderungen ganz unterschiedlich angehen und auch hinsichtlich der Effizienz ganz unterschiedlich zusammenarbeiten.

3.5 Zusammenfassung

Im Wesentlichen können drei unterschiedliche Kommunikationswege hinsichtlich der internen ärztlichen Kommunikation voneinander abgegrenzt werden: Übergabe, Visite, informelle Gespräche. Wie soeben geschildert, ergeben sich bei diesen Kommunikationswegen Probleme, die den täglichen Ablauf auf der Belegabteilung negativ beeinflussen. Dadurch kommt es zunächst zur Unzufriedenheit bei den Belegärzten der Gemeinschaftspraxis, da diese die Verantwortung für die Belegabteilung tragen. Denn eine nicht optimal organisierte Belegabteilung trägt dazu bei, dass bei den dortigen Patienten Unzufriedenheit aufkommt, die die Belegärzte zu spüren bekommen, wenn die Patienten nicht wieder ihre Praxis besuchen und somit das eigentlich positive Image der Gemeinschaftspraxis schaden nimmt. Insbesondere den Belegärzten ist deshalb daran gelegen, die internen

Kommunikationsstrukturen zu verbessern. Konkrete Verbesserungsmaßnahmen werden im folgenden Kapitel 4 diskutiert.

4   Verbesserung der internen Kommunikation

4.1   Übersicht

In Kapitel 3 wurden die internen Kommunikationswege der kardiologischen Gemeinschaftspraxis mit der angeschlossenen Belegabteilung dargestellt. In diesem Kapitel sollen Vorschläge zur Verbesserung der internen Kommunikation erarbeitet werden. Dabei wird ein modulares Vorgehen, wie in Abb. 4 dargestellt, empfohlen. Jedes Modul wird einzeln verfasst, detailliert niedergeschrieben und enthält dem Modul entsprechende Handlungsanweisungen, die von den leitenden Ärzten als verbindlich erklärt und den Mitarbeitern zugänglich gemacht werden[42]. Der Prozess der Verbesserung der internen Kommunikation beginnt mit der Entwicklung von Strategien, die von der Unternehmensführung mitgetragen und akzeptiert werden, da sie mit den strategischen Hauptzielen des Unternehmens komplementär und nicht konkurrierend sein sollten. Ausgangspunkt der Planung und Strategieentwicklung ist gemäß den Modulen zunächst die Analyse der aktuellen Kommunikationswege. Aus einer Ist-Analyse lassen sich dann zu erreichende Ziele ableiten, die zum Soll-Zustand hinführen. Ausgehend von den definierten Zielen wird dann eine Strategie festgelegt, die beschreibt, wie diese Ziele zu erreichen sind. Die Strategie definiert die Inhalte und die zu ergreifenden Maßnahmen sowie die Verantwortlichkeiten, die Zielgruppen und den Zeitpunkt der Einführung. Die von der Unternehmensführung akzeptierte Strategie wird schließlich umgesetzt. Dabei sollten die eingeführten Maßnahmen von den Führungskräften und Mitarbeitern aktiv praktiziert werden. Nach einer gewissen

---

42   Vgl. Becker, J.: Marketing-Konzeption, München: Verlag Franz Vahlen, 2006, S.937f.

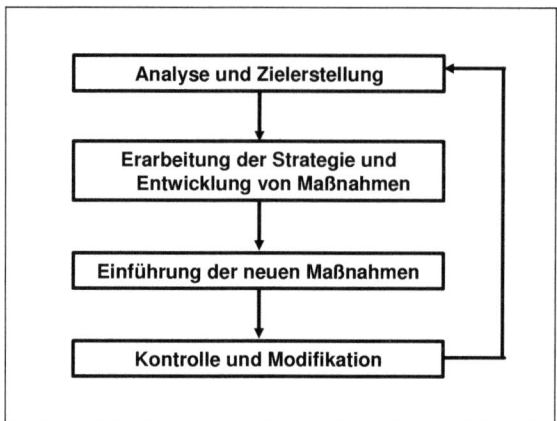

Abb. 4: Modulares Vorgehen zur Verbesserung der Kommunikation

Zeitspanne werden die Maßnahmen auf ihre Wirkung hin kontrolliert und analysiert. Die Analyse führt zurück zum Ausgangspunkt, so dass bei ständiger Durchführung des geschilderten Ablaufs die Interne Unternehmenskommunikation immer weiter optimiert und den Erfordernissen der Gemeinschaftspraxis angepasst wird.

4.2 Entwicklung von Maßnahmen

Die interne ärztliche Kommunikation der kardiologischen Gemeinschaftspraxis mit angeschlossener Belegabteilung wurde in Kapitel 3 beschrieben. Um nun die interne Kommunikation zu verbessern bedarf es nach dem Modell aus Abb. 4 zunächst die Zielvorstellungen festzulegen. Ziel ist es die ärztliche Kommunikation insofern zu verbessern, dass die Versorgung der Patienten nicht durch eine unzureichende Kommunikation negativ beeinflusst wird. Um sinnvolle Verbesserungsmaßnahmen abzuleiten, werden nun die Problembereiche der Kommunikationswege diskutiert und jeweils Lösungsansätze aufgezeigt. Tab. 1 zeigt in der Übersicht die verschiedenen Problembereiche und mögliche Lösungsansätze.

Problembereich		Lösungsansatz
Institutioneller Informationsfluss zwischen Praxis und Belegabteilung	→	• Elektronische Patientenakte
Große Anzahl von beteiligten Ärzten	→	• Keine Beschäftigung von Anstaltsärzten in der Belegabteilung • Bestimmung eines Supervisors
„Übergabe"	→	• Schulung, Übergabe-Leitline • Erweiterung des zeitlichen Rahmens
Visite	→	• Vorbereitungs- und Nachbereitungszeit einplanen • Stationssekretärin zur Dokumentation
Informelle Gespräche	→	• Kardiologische Fortbildungen für Assistenzärzte • Einstellung von erfahrenen Assistenzärzten

Tab. 1: Übersicht über Problembereiche und Lösungsansätze

In Absatz 3.4 wurden zunächst die institutionell festgelegten Kommunikationswege beschrieben, die durch die Gemeinschaftspraxis vorgegeben werden. Kommunikation muss demnach zwischen der räumlich getrennten Belegabteilung und der Gemeinschaftspraxis stattfinden. Kommunikation zum Austausch patientenbezogener Informationen ist aktuell jedoch lediglich im persönlichen Gespräch möglich, z.b. via Telefon oder durch Aufsuchen des Gesprächspartners in der Gemeinschaftspraxis bzw. in der Belegabteilung. Die Patientendaten und die dazugehörigen elektronischen Dokumente (Laborbefunde, Arztbriefe, etc.) sind in getrennten EDV-Systemen abgelegt, denn die Gemeinschaftspraxis betreibt ein vom Krankenhaus unabhängiges EDV-System. Auf dieses EDV-System kann von den Anstaltsärzten zugriffen werden, jedoch nicht interaktiv, sondern lediglich um Patientendaten der Gemeinschaftspraxis einzusehen. Umgekehrt haben die Belegärzte der Gemeinschaftspraxis keinen Zugriff auf das EDV-System des Krankenhauses. Daher ist es den Belegärzten nicht möglich sich über die aktuellen Patienten der Belegabteilung zu informieren. Die Gemeinschaftspraxis führt in ihrem EDV-System eine elektronische Krankenakte, die alle diagnostischen und therapeutischen Maßnahmen sowie den Krankheitsverlauf enthält. Im Gegensatz dazu wird in der Belegabteilung und in den übrigen Krankenhausabteilungen eine herkömmliche Krankenakte geführt, die auf herkömmliche Weise, ohne EDV, archiviert wird. Das bedeutet konkret, dass für einen Patient, der in Gemeinschaftspraxis behandelt wird, zunächst eine elektronische Krankenakte angelegt wird, die den Krankheitsverlauf enthält. Wird der Patient dann zwischen den ambulanten Behandlungen in der Belegabteilung stationär versorgt, wird eine herkömmliche Krankenakte angelegt, in der der Verlauf während des stationären Aufenthaltes dokumentiert ist. Diese herkömmliche Akte wird im Archiv des Krankenhauses abgelegt. Im Krankheitsverlauf in der elektronischen Akte der Gemeinschaftspraxis wird der stationäre Aufenthalt nicht dokumentiert, wodurch eine Lücke im dokumentierten Krankheitsverlauf entsteht. Ein Lösungsweg wäre, alle Informationen zu den belegärztlichen Patienten in einer einzigen elektronischen Patientenakte zu speichern und allen an der Versorgung der belegärztlichen

Patienten beteiligten Ärzten den Zugang zu dieser Akte zu ermöglichen. Dadurch gäbe es nur eine Krankenakte, die kontinuierlich den Krankheitsverlauf des ambulanten und belegärztlichen Patienten dokumentiert. Dabei müssen seitens der Ablage der elektronischen Krankenakte in einem EDV-System die Datenschutzbestimmungen eingehalten werden[43]. Zudem muss bei der Abrechnung der medizinischen Leistungen, die in der elektronischen Krankenakte gespeichert sind, berücksichtigt werden, welche Leistungen ambulant und welche stationär-belegärztlich abgerechnet werden. Die ambulanten Leistungen und belegärztlichen Leistungen werden nach dem EBM abgerechnet, die stationären Leistungen werden nach dem DRG-System abgerechnet (siehe Kapitel 2.2). Das bedeutet, dass dem verbesserten Informationsfluss im ärztlichen Bereich ein größerer Aufwand bei der Leistungsabrechnung gegenübersteht. Aus Sicht des Patienten ist dieser größere Aufwand gerechtfertigt, da diesem ein verbesserter Informationsfluss in der Krankenversorgung entgegenkommt.

Ein weiterer Problembereich, der aus Kapitel 3 hervorgeht, ist die Vielzahl der an der Krankenversorgung beteiligten Ärzte, die jeweils ganz unterschiedliche Zielvorstellungen und Ansprüche an ihren Beruf haben. Absatz 3.3 beschreibt Assistenzärzte und Oberärzte des Krankenhauses und die Belegärzte der Gemeinschaftspraxis. Insgesamt sind 16 Ärzte an der Krankenversorgung in der Belegabteilung beteiligt. Die Vielzahl der Ärzte mit unterschiedlichen Schwerpunkten ist prinzipiell ein Vorteil in der Krankenversorgung, da jeder Arzt mit seiner eigenen Spezialisierung zur Versorgung des Patienten beitragen kann. Der Vorteil wird jedoch zunichte gemacht, wenn keine klaren Absprachen getroffen werden, bspw. in Situationen, in denen das Behandlungskonzept von einem Arzt modifiziert wird und die anderen Ärzte evtl. anderer Meinung bezüglich der Änderung sind. Aktuell ist es so, dass offiziell einer von den acht Belegärzten im Wechsel die Führung der Belegabteilung übernimmt, jedoch ist er nur bei der Visite am Vormittag anwesend. Im Laufe des restlichen Tages übernehmen die Assistenzärzte und Oberärzte eigenständig die Krankenbehandlung auf der Belegabteilung. Während der Visite kommuniziert der Belegarzt nur mit dem Assistenzarzt, mit dem Oberarzt ist keine Kommunikation vorgesehen. Da jedoch der Oberarzt, wie geschildert, für den Rest des Tages die Führung der Belegabteilung übernimmt, sollte eine regelmäßige Kommunikation über die Behandlungskonzepte auf der Belegabteilung zwischen den Führungskräften stattfinden. Dies könnte in Form einer Kurvenvisite am Nachmittag erfolgen, bei der Assistenzärzte, Belegärzte und Oberärzte gemeinsam die am Tag erfolgten Ereignisse reflektieren. Eine andere Möglichkeit bestände darin, die Oberärzte gänzlich aus der Belegabteilung herauszunehmen. Dann müsste sich der Belegarzt bereit erklären, im Notfall den Assistenzarzt bei Unklarheiten auch außerhalb der Sprechzeiten der Gemeinschaftspraxis zu unterstützen. Optimal, aber nur theoretisch möglich, wäre eine Behandlung allein durch die Belegärzte, dann wäre, wie vom Belegarztwesen

---

43 Vgl. Bundesdatenschutzgesetz §28 (Datenerhebung) sowie Strafgesetzbuch §203 (Schweigepflicht).

prinzipiell vorgesehen, die gesamte ambulante sowie stationäre Behandlung in der Hand eines Arztes.

Die Vielzahl der beteiligten Ärzte ist jedoch nicht das einzige Problem. Problematisch erscheinen auch die unterschiedlichen Zielvorstellungen. Prinzipiell haben die Belegärzte das größte Interesse an einer gut funktionierenden Belegabteilung. Demgegenüber sind die Assistenzärzte und Oberärzte Angestellte des Krankenhauses und sind demnach nur an der Versorgung der belegärztlichen Patienten beteiligt, nicht jedoch am Gewinn. Darunter leidet das Engagement der Anstaltsärzte, die die Arbeit auf der Belegabteilung häufig als für sie nicht gewinnbringende, jedoch sehr belastende Tätigkeit empfinden. Ein Lösungsansatz wäre, das Engagement durch Incentives zu steigern. Aktuell findet eine Weihnachtsfeier mit Auszahlung eines Jahresbonus statt, sowie eine monatliche Poolauszahlung[44]. Die Incentives könnten um Incentive-Reisen oder Incentive-Events erweitert werden. Diese Incentives ließen sich an vorgegebene Wettbewerbsziele binden, so dass den Anstaltsärzten bewusst wird, dass auch sie von einer gut funktionierenden Belegabteilung persönlich profitieren können.

Die Intensivierung der Kommunikation zwischen den Ärzten erfordert einen nicht unerheblichen Zeitaufwand. Insbesondere für die Assistenzärzte wird die Zeit knapp, da die Assistenzärzte wie auch die Oberärzte neben der Belegabteilung auch für die nachbarschaftliche Intensivstation zuständig sind. Um dem Mehraufwand für die Kommunikation Rechnung zu tragen, könnten die Ärzte durch eine Stationssekretärin entlastet werden. Zurzeit ist es Aufgabe der Assistenzärzte, nicht-ärztliche Tätigkeiten wie Schreibarbeiten und Organisationsaufgaben (bspw. Organisation einer Rehabilitationsbehandlung) zu übernehmen. Diese Aufgaben könnten an geschultes Personal delegiert werden, ohne dass die Versorgung der Patienten darunter leiden würde.

Neben den geschilderten strukturellen Problembereichen stellen die Übergabe und Visite Kommunikationsbereiche dar, die zurzeit nicht optimal gestaltet sind. Die Übergabe stellt dabei die bedeutendste interne Kommunikation zwischen den Ärzten dar. An der Übergabe sind zwei Ärzte beteiligt: Zum einen der Arzt, der seinen Dienst mit der Übergabe beendet, zum anderen der Arzt, der mit der Übergabe seinen Dienst beginnt. Nach Absatz 3.4.2 ist ein Ziel der Übergabe die Informationsübermittlung. Die Erfahrung zeigt, dass die Übergabe diesbezüglich oftmals ungenügend strukturiert ist, da ihre Inhalte nicht klar definiert sind. Dadurch wird der Dienstarzt, der seine Tätigkeit mit der Übergabe beginnt, mit Informationen sowohl über- als auch unterversorgt. Es werden einerseits Informationen weitergegeben, die zwar für den „übergebenden" Arzt von persönlicher Bedeutung sind (bspw. der Tod eines Patienten), für den beginnenden Arzt jedoch irrelevant sind. Andererseits werden relevante Informationen nicht vorgetragen, weil sie vergessen werden oder als irrelevant eingestuft wurden. Es empfiehlt sich daher die Ausarbeitung einer Übergabe-Leitlinie. Eine solche

---

44 Vgl. §29 Abs. 3 der Berufsordnung der Bundesärztekammer; demnach sind angestellten Ärzten, die für liquidationsberechtigte Ärzte Leistungen erbringen, der Ertrag aus diesen Leistungen in angemessener Form auszuzahlen.

Leitlinie könnte die Struktur und die notwendige Inhalte der Übergabe unter besonderer Berücksichtigung der oftmals eingeschränkten Zeit vorgeben. Die Übergabe-Leitlinie würde insbesondere unerfahrenen ärztlichen Mitarbeitern eine Hilfestellung geben und die Vorgehensweise vorgeben, so dass bei allen beteiligten Ärzten keine Unzufriedenheit mehr aufgrund schlecht durchgeführter Übergaben aufkommt. Dadurch würde die bisher ungeregelte Übergabe zu einer definierten internen Kommunikation, die durch die Leitlinie eine der Wichtigkeit angemessene Bedeutung erfahren würde. Da zudem die Übergabe nicht nur die Informationsübermittlung zum Ziel hat, sondern sich auch aus dem interaktiven Gespräch zwischen den Ärzten während der Übergabe neue Einsichten im Krankheitsgeschehen ergeben können, sollte die Leitlinie den zeitlichen Rahmen so gestalten, dass auch dafür Zeit eingeplant wird. Abschließend soll noch angemerkt werden, dass eine Übergabe auf allen Hierarchiestufen stattfinden sollte. Zurzeit wird eine Übergabe lediglich bei den Assistenzärzten durchgeführt. Oberärzte und Belegärzte sollten beim Wechsel der Verantwortlichkeiten ebenso Übergaben durchführen und sich über den Krankheitsverlauf nicht nur bei der Visite durch die Assistenzärzte informieren lassen.

Die Visite ist neben der Übergabe eine weitere bedeutsame interne Kommunikation, bei der Verbesserungsmaßnahmen sinnvoll eingebracht werden können, um die Effizienz zu erhöhen. Bei der Visite kommunizieren Ärzte über verschiedene Hierarchiestufen hinweg. In der Regel führt auf der Belegabteilung der Belegarzt mit dem Assistenzarzt die Visite durch. Wie in Absatz 3.4.3 dargestellt ist eine Vorbereitung auf die Visite notwendig. In der Vorbereitungszeit liest der Arzt die aktuellen Befunde und Vorkommnisse aus der Krankenakte heraus und macht sich dabei Notizen, um sie bei der Visite ohne Zeitverlust bereit zu haben. Erfolgt aus Zeitgründen vor der Visite keine Vorbereitung, so verlängert sich die Visite unnötig durch mühsames Durchschauen der Krankenakte auf dem Flur oder im Krankenzimmer. Wenn Befunde erst im Krankenzimmer durchgesehen werden müssen, macht das zudem einen schlechten Eindruck auf den Patienten. Wenn der Patient bemerkt, dass sein Krankheitsverlauf den behandelnden Ärzte nicht in allen Details bekannt ist und die Ärzte nicht auf dem neuesten Stand der Untersuchungsbefunde sind, fühlt sich der Patient unwohl und schlecht behandelt. Der Patient äußert zwar in der Regel seine Unzufriedenheit nicht während der Visite, jedoch oftmals gegenüber dem Pflegepersonal, welches prinzipiell mehr Zeit mit dem Patienten verbringt als das ärztliche Personal. Daher ist es wichtig, das Pflegepersonal mit in die Visite einzubeziehen, da sonst wichtige Informationen verloren gehen. Informationsverluste treten zudem auf, wenn die Krankenakte nicht vollständig geführt wird. Die bei der Visite besprochenen und beschlossenen diagnostischen und therapeutischen Maßnahmen sind unbedingt in der Krankenakte zu dokumentieren. Die Dokumentation ist zurzeit noch Aufgabe des Assistenzarztes. Da der Assistenzarzt während der Visite die Krankengeschichte referiert und Befunde wiedergeben muss, den Patienten untersucht und mit dem Belegarzt weitere Maßnahmen diskutiert, ist es zumeist schwierig, die Dokumentation „nebenbei" und wie gefordert ausführlich und ohne Informationsverluste in der Krankenakte vorzunehmen. Daher erscheint es sinnvoll die Dokumentation an eine andere

Person zu delegieren. Vorstellbar wäre die Anstellung einer Stationssekretärin. Stationssekretärinnen sind immer häufiger in Krankenhäuser beschäftigt, zurzeit jedoch nur im sog. Pflegestützpunkt, um dort Schreibarbeiten und Organisatorisches zu übernehmen. Die Stationssekretärin könnte jedoch auch mit in die Visite eingebunden werden. Sie hätte dann die Aufgabe, die Dokumentation der Visite in der Krankenakte vorzunehmen und somit den Assistenzarzt zu entlasten. In einer Nachbereitungsphase würde der Assistenzarzt die Dokumentation dann ggf. noch ergänzen und damit die Visite abschließen. Ob die Dokumentation in einer elektronischen oder in einer herkömmlichen Krankenakte erfolgt, erscheint unerheblich; wichtig ist, dass eine Dokumentation erfolgt, um den Krankheitsverlauf nicht durch verlorene Informationen zu verzögern. Zudem wird dadurch vermieden, dass der Patient mit bereits besprochenen Aspekten nochmals konfrontiert werden muss und dadurch verunsichert wird.

Neben der formalisierten Kommunikation bei der Übergabe und der Visite ist die informelle ärztliche Kommunikation wesentlicher Bestandteil während der Krankenversorgung. Insbesondere die in der Belegabteilung tätigen Assistenzärzte, die sich alle in der Weiterbildung zum Facharzt für Innere Medizin befinden und somit noch wenig Berufserfahrung vorweisen können, suchen das informelle Gespräch. Informelle Gespräche werden vom Assistenzarzt immer dann geführt, wenn er sich in seiner Kompetenz überfordert fühlt und vor dem Ergreifen von Maßnahmen Rücksprache mit einem langjährig berufserfahrenen Arzt halten möchte. In der Belegabteilung ist der Ansprechpartner für den Assistenzarzt zurzeit nicht der Belegarzt, sondern der Oberarzt. Es ist also so, dass der Belegarzt die Therapie bei der Visite vorgibt, die Durchführung dann dem Assistenzarzt überlässt und bei Komplikationen der Oberarzt eingreift. Die Problematik dieses Konzepts wurde bereits angesprochen. An dieser Stelle soll nun diskutiert werden, wie die informellen Gespräche außerhalb der Visite und der Übergabe optimiert werden könnten bzw. ob diese Gespräche nicht prinzipiell zu vermeiden wären. Gespräche finden ja immer dann statt, wenn das Behandlungskonzept nicht alle Eventualitäten berücksichtigt und der Assistenzarzt in Notfallsituationen beim weiteren Vorgehen unsicher ist. Eine Möglichkeit wäre, die Assistenzärzte intensiv auf die Behandlung von den belegärztlichen Patienten vorzubereiten. Da die belegärztlichen Patienten im Wesentlichen kardiologische Probleme aufweisen, sollten für die Assistenzärzte regelmäßig Schulungen und Weiterbildungen von den Belegärzten durchgeführt werden, damit die Assistenzärzte ihr Wissen in der Behandlung kardiologischer Patienten im Sinne der Belegärzte erweitern können. Umso erfahrener der Assistenzarzt in der Behandlung kardiologischer Patienten wird, umso weniger wird er Rücksprache bei Komplikationen halten müssen. Theoretisch möglich wäre es, die Belegabteilung nur von bereits zu Kardiologen ausgebildeten Assistenzärzten führen zu lassen. Diese könnten dann eigenverantwortlich und sicher die Belegabteilung führen, ohne dass weitere Kommunikationswege notwendig wären. Dabei liegt das Problem darin, Ärzte zu finden, die trotz der abgeschlossenen Weiterbildung zum Kardiologen als Assistenzarzt weiterarbeiten möchten. Die Mehrzahl der Ärzte strebt nach der Weiterbildung die Position eines Oberarztes an oder eröffnet eine eigene Praxis (Niederlassung). Zudem würde sich ein finanzielles Problem bei den Krankenhäusern ergeben, da Fachärzten, auch wenn sie als Assistenzarzt weiterarbeiten, tarifvertraglich ein höheres Gehalt zusteht. Das Krankenhaus wird also aus finanziellen Gründen darauf bedacht sein, nur Assistenzärzte einzustellen, die sich noch in der Weiterbildung befinden. Prinzipiell ist dieses Vorgehen auch als positiv zu bewerten, da sich viele Krankenhäuser der Weiterbildung verpflichten und als akademische Lehrkrankenhäuser an Universitäten angeschlossen sind. Erst dadurch wird es jungen Ärzten möglich eine Weiterbildung zum Facharzt durchzuführen. Um in der Belegabteilung dennoch die Stellung des Assistenzarztes zu verbessern, sollten wie bereits angesprochen Fortbildungen stattfinden, die auf die Erfordernisse der kardiologischen Belegabteilung eingehen. Zu nennen Fortbildungen bspw. in Form von regelmäßigen Fallbesprechungen, Echokardiographiekursen oder EKG-Kursen. Wenn dann die fachlichen Qualifikationen zwischen den Assistenzärzten, Oberärzten und Belegärzten nicht mehr soweit auseinander liegen, kann sich das positiv auf die Kommunikation auswirken.

4.3 Zusammenfassung

In diesem Kapitel wurden Lösungsansätze zu den in Kapitel 3 geschilderten Problembereichen der internen ärztlichen Kommunikation diskutiert. Die Lösungsansätze schlagen Maßnahmen zur Verbesserung der Übergabe, der Visite und der informellen Gespräche vor. In dieser Projektarbeit war es jedoch lediglich möglich, die Problembereiche und mögliche Lösungsansätze in allgemeinen Grundzügen aufzuzeigen. Die endgültige Auswahl und die Durchsetzung dieser Maßnahmen in der Gemeinschaftspraxis und der Belegabteilung erfordern jedoch einen nicht unerheblichen organisatorischen Aufwand. Zunächst ist eine detaillierte Ist-Analyse erforderlich, die den genauen Ablauf der Übergabe, Visite und informellen Gespräche erfasst. Die Ist-Analyse könnte in Form eines schriftlichen Fragebogens erfolgen, der von Assistenzärzten, Oberärzten und Belegärzten ausgefüllt wird. Für die Durchführung der Ist-Analyse und der folgenden Schritte empfiehlt sich aufgrund des hohen Aufwands die Einberufung einer Kommission mit Vertretern der Assistenzärzte, Oberärzte und Belegärzte. Da die Belegärzte das größte Interesse an einer funktionierenden Belegabteilung haben, sollten die Belegärzte die Leitung dieser Kommission übernehmen. Die Kommission hat die Aufgabe nach der Ist-Analyse Maßnahmen und Strategien zu entwickeln. Für die Implementierung der Maßnahmen in den Stationsalltag sollte ein Zeitplan entwickelt werden. Ob sich die Kommunikation verbessert hat, kann abschließend in Form einer Fragebogenerhebung geklärt werden.

5 Fazit

Die interne Unternehmenskommunikation ist ein wesentlicher Bestandteil im Marketing-Konzept eines Unternehmens. Unternehmen im deutschen Gesundheitswesen sind bspw.

Arztpraxen, die nach betriebswirtschaftlichen Regeln geführt werden. In dieser Projektarbeit wurde eine Arztpraxis betrachtet, die als Gemeinschaftspraxis von acht Kardiologen geführt wird. Neben einem ambulanten Versorgungsauftrag übernimmt die Gemeinschaftspraxis die Versorgung stationärer Patienten in Form einer belegärztlichen Bettenstation in einem Anstaltskrankenhaus. Damit wird sowohl die ambulante als auch die stationäre Versorgung von den Kardiologen durchgeführt. Dieses Versorgungskonzept ist in Deutschland nicht weit verbreitet, da häufig eine strikte Trennung zwischen der ambulanten und der stationären Versorgung vorliegt. Wie in dieser Projektarbeit gezeigt, ist eine funktionierende Kommunikation zwischen den an der Versorgung der stationären Patienten beteiligten Ärzten notwendig, um die Vorteile dieses Versorgungskonzeptes zu nutzen. Es wurden Probleme in den Bereichen Übergabe, Visite und informelle Gespräche aufgezeigt und Lösungsansätze zur Verbesserung der Kommunikation diskutiert. Entschließt sich die Gemeinschaftspraxis zur Einführung von Verbesserungsmaßnahmen sind mehrere Schritten notwendig: Durchführung einer Ist-Analyse, Entwicklung von Maßnahmen und Strategien, Implementierung der Maßnahmen und abschließend Kontrollmaßnahmen, die zeigen, inwieweit sich die Kommunikationsprozesse verbessert haben.

Literaturverzeichnis

1. **Becker, J.:** Marketing-Konzeption, München: Verlag Franz Vahlen, 2006.

2. **Böhle, F. und Bolte, A.:** Die Entdeckung des Informellen, Frankfurt/New York: Campus Verlag, 2002.

3. **Brünner, G.:** Wenn gute Reden sie begleiten, dann fließt die Arbeit munter fort, Wirtschaft und Sprache. In: Spillner, B.: Kongressbeiträge zur 22. Jahrestagung der Gesellschaft für angewandte Linguistik, Forum angewandte Linguistik, Frankfurt: Peter Lang, Band 23, 1992.

4. **Bühler, K.:** Sprachtheorie: Die Darstellungsform der Sprache, Stuttgart: G. Fischer, 1992.

5. **Bundesärztekammer:** Kooperatives Belegarztsystem, Beschlussprotokoll 101. Ärztetag, Drucksache IV-4, 1998.

6. **Bundesministerium der Gesundheit:** Gebührenordnung für Ärzte (GOÄ), 2002, Online im Internet: http://www.bmg.bund.de, 06.01.2008.

7. **Bundesministerium der Justiz:** Gesetz über die Entgelte für voll- und teilstationäre Krankenhausleistungen (Krankenhausentgeltgesetz - KHEntgG), 2002, Online im Internet: http://www.bmj.bund.de, 06.01.2008.

8. **Bundesministerium der Justiz:** Gesetz über die Werbung auf dem Gebiete des Heilwesens (HWG), 2006, Online im Internet: http://www.bmj.bund.de. 06.01.2008.

9. **Bundesministerium der Justiz:** Bundesdatenschutzgesetz (BDSG), 2006, Online im Internet: http://www.bmj.bund.de, 15.01.2008.

10. **Bundesministerium der Justiz:** Strafgesetzbuch (StGB), 2007, Online im Internet: http://www.bmj.bund.de, 15.01.2008.

11. **Bruhn, M.:** Kommunikationspolitik. Bedeutung, Strategien, Instrumente, München: Verlag Franz Vahlen, 1997.

12. **Elste, F., Diepgen, T.:** Die Arztpraxis im Internet: Werbung und Marketing in den neuen Medien, Deutsches Ärzteblatt 8(99): 488-490. 2002.

13. **Hajen, L., Paetow H. und Schumacher, H.:** Gesundheitsökonomie, Stuttgart: W. Kohlhammer, 2006.

14. **Kotler, P. und Bliemel, F.:** Marketing Management, Stuttgart, 10. Auflage, 2001.

15. **Landesärztekammer Hessen:** Berufsordnung für die Ärztinnen und Ärzte in Hessen, 2007, Online im Internet: http://www.laekh.de, 06.01.2008.

16. **Lasswell, H. D.:** Power and Personality, New York, 1948.

17. **Luhmann, N.:** Einführung in die Systemtheorie, Carl-Auer-Systeme, 3. Auflage, 2006.

18. **Meffert, H.:** Marketing - Grundlagen marktorientierter Unternehmensführung, Wiesbaden: Verlag Gabler, 9. Auflage, 2000.

19. **Meier, P.:** Interne Kommunikation von Unternehmen, Philosophische Fakultät Zürich, Universität Zürich, Dissertation, 2000.

20. **Ramme, I.:** Marketing - Einführung mit Fallbeispielen, Aufgaben und Lösungen, Stuttgart: Schäffer-Poeschel, 2. Auflage, 2004.

21. **Statistisches Bundesamt:** Gesundheitsbericht für Deutschland: Gesundheitsberichterstattung des Bundes, Berlin, 2006.

22. **Volz, J.**: Verzahnung ambulant/stationär: Konsiliararztmodell bietet Vorteile, Deutsches Ärzteblatt 98(23), 2001.

23. **Wöhe, G.**: Einführung in die Allgemeine Betriebswirtschaftslehre, 19. Aufl., München: Verlag Franz Vahlen, 1996.